北京天坛医院神经内科疑难病例

第4辑

主　编　周　衡

副主编　秦海强　牛松涛　王化冰

陈　彬　王新高

北京大学医学出版社

BEIJING TIANTAN YIYUAN SHENJING NEIKE YINAN BINGLI DI 4 JI

图书在版编目（CIP）数据

北京天坛医院神经内科疑难病例. 第 4 辑 / 周衡主编 .
—北京：北京大学医学出版社，2021.1
ISBN 978-7-5659-2327-2

Ⅰ. ①北… Ⅱ. ①周… Ⅲ. ①神经系统疾病－疑难病
－病案 Ⅳ. ① R741

中国版本图书馆 CIP 数据核字（2020）第 232605 号

北京天坛医院神经内科疑难病例 第 4 辑

主　　编：周　衡
出版发行：北京大学医学出版社
地　　址：（100083）北京市海淀区学院路 38 号　北京大学医学部院内
电　　话：发行部 010-82802230；图书邮购 010-82802495
网　　址：http://www.pumpress.com.cn
E-mail：booksale@bjmu.edu.cn
印　　刷：中煤（北京）印务有限公司
经　　销：新华书店
责任编辑：畅晓燕　　**责任校对**：靳新强　　**责任印制**：李　啸
开　　本：787 mm × 1092 mm　1/16　　**印张**：8.75　　**字数**：204 千字
版　　次：2021 年 1 月第 1 版　2021 年 1 月第 1 次印刷
书　　号：ISBN 978-7-5659-2327-2
定　　价：45.00 元

编者名单

主　　编　周　衡

副 主 编　秦海强　牛松涛　王化冰　陈　彬　王新高

编　　者（按姓氏汉语拼音排序）

曹京波（首都医科大学附属北京天坛医院）
苌浩晓（首都医科大学附属北京天坛医院）
陈　彬（首都医科大学附属北京天坛医院）
陈红燕（首都医科大学附属北京天坛医院）
陈　娜（首都医科大学附属北京天坛医院）
陈为安（温州医科大学附属第一医院）
丛衡日（首都医科大学附属北京天坛医院）
杜　利（首都医科大学附属北京天坛医院）
冯　涛（首都医科大学附属北京天坛医院）
黄宁涛（漯河市中心医院）
井亚萍（商丘市第三人民医院）
李承玉（首都医科大学附属北京天坛医院）
李昕頔（首都医科大学附属北京天坛医院）
李　月（葫芦岛市中心医院）
厉　向（温州医科大学附属第一医院）
刘　欢（麻城市人民医院）
刘翕然（首都医科大学附属北京天坛医院）
刘鑫鑫（首都医科大学附属北京天坛医院）
刘艳君（首都医科大学附属北京天坛医院）
吕瑞娟（首都医科大学附属北京天坛医院）
马惠姿（首都医科大学附属北京天坛医院）
马　宁（首都医科大学附属北京天坛医院）
马赛男（首都医科大学附属北京天坛医院）
马艳玲（首都医科大学附属北京天坛医院）
马越涛（首都医科大学附属北京天坛医院）
牛松涛（首都医科大学附属北京天坛医院）
秦海强（首都医科大学附属北京天坛医院）
商梦晴（航天中心医院）

宋　田（首都医科大学附属北京天坛医院）
万志荣（航天中心医院）
王聪杰（石家庄市人民医院）
王化冰（首都医科大学附属北京天坛医院）
王　群（首都医科大学附属北京天坛医院）
王新高（首都医科大学附属北京天坛医院）
王雪梅（首都医科大学附属北京天坛医院）
王　玉（首都医科大学附属北京天坛医院）
王　展（首都医科大学附属北京天坛医院）
魏玉桢（首都医科大学附属北京天坛医院）
吴建维（首都医科大学附属北京天坛医院）
徐望舒（首都医科大学附属北京天坛医院）
闫　静（首都医科大学附属北京天坛医院）
杨　波（首都医科大学附属北京天坛医院）
杨华俊（首都医科大学附属北京天坛医院）
杨雅琴（首都医科大学附属北京天坛医院）
杨中华（首都医科大学附属北京天坛医院）
要雅君（首都医科大学附属北京天坛医院）
叶　娜（首都医科大学附属北京天坛医院）
张　扬（温州医科大学附属第一医院）
张玉梅（首都医科大学附属北京天坛医院）
张　哲（首都医科大学附属北京天坛医院）
赵惠卿（首都医科大学附属北京天坛医院）
周　衡（首都医科大学附属北京天坛医院）
周雪梅（首都医科大学附属北京天坛医院）
朱维谦（温州医科大学附属第一医院）

指导专家　王拥军（首都医科大学附属北京天坛医院）
赵性泉（首都医科大学附属北京天坛医院）
张星虎（首都医科大学附属北京天坛医院）
张在强（首都医科大学附属北京天坛医院）
刘丽萍（首都医科大学附属北京天坛医院）
尹琳琳（首都医科大学附属北京天坛医院）
孙益林（中国医学科学院神经科学研究所）
卢德宏（首都医科大学宣武医院）

资料搜集及医学图片处理　周云笛

前　言

暑往寒来，在天坛医院新院已经度过了两年时光，在这几百个日出日落之间，我们用自己匆匆的脚步丈量着医院的每一寸空间。工作比起老院更加地繁忙，以至于几乎没有时间停下来思考一下已有的过往。其实在《北京天坛医院神经内科疑难病例》每一辑定稿之后，我们都会带着疲惫与欣慰对自己说："就这样吧，就写到这吧。"然而没过多久，我们又会被新的病例吸引，又开始思考病例之后的端倪，又习惯性地开始学习，开始讨论，开始计划新的一辑。如果说第一辑的编写是带着一种使命感，那么到了此刻，我们已经把这种坚持当作了习惯。

布兰登曾说："人生至善，就是对生活乐观，对工作愉快，对事业兴奋。"工作中的种种压力可能不能让我们做到每时每刻都是那么乐观，不能每时每刻都能那么愉快，但是我们对事业一直保持着兴奋，这种兴奋支持着我们在这条注定崎岖坎坷的路上走下去。我们坚守着自己的诊台，坚守着自己的病房，坚守着自己的书桌，也坚守着自己的坚守。所幸的是，在每一次编写"疑难病例"的过程当中，我们都找到了同路之人，看到自己并不孤独，也是一种幸福。

如果说我们的点滴工作还有些许意义，那一定是在于以下两点：记录与传承。我们所记录的，是天坛医院医生们囊萤映雪的探究精神，我们所传承的是天坛医院神经内科金石不渝的奉献情怀。

感谢所有为本书做出贡献的同道中人！

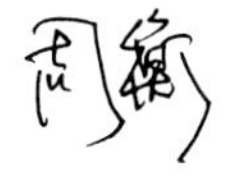

2020 年 10 月

目　录

第 1 章　表现为帕金森综合征的肌张力障碍

病例 1

【主诉】

患者，女性，32 岁，右下肢跛行 1 年余，加重伴头颈、上部躯干不自主运动 1 个月。

【现病史】

患者 1 年前无明确诱因出现右下肢跛行，同时发现右侧足内翻，伴右手刷牙欠灵活，外院行足部 MRI、头颅 MRI、腰椎 MRI 未发现明确异常。考虑骨代谢紊乱，给予肌注降钙素、口服盐酸氨基葡萄糖胶囊等治疗，无明显疗效，右下肢跛行逐渐加重。1 个月前出现右手抖动，书写、持物时加重，安静时不明显。于当地神经内科就诊，行肌电图（EMG）震颤分析提示右手震颤节律 9 Hz。多巴胺转运体（dopamine transporter，DAT）PET 示双侧尾状核尾部、双侧豆状核后部 DAT 分布明显减少，拟诊青年型帕金森病（young-onset Parkinson's disease，YOPD）。给予卡左双多巴控释片（息宁）口服，每次 1 片，每日 3 次。服药后右手灵活性改善，但右下肢跛行无缓解。服用息宁 1 周后出现头颈、上躯干不自主晃动（平躺、侧卧位最明显）。就诊于北京某医院，仍考虑 YOPD，加用盐酸司来吉兰片（咪多比）口服后，患者右下肢跛行明显好转，行走接近正常，身体晃动未缓解，持续服药 20 天后再次出现右下肢跛行，且合并后背部疼痛感。再次就诊于四川某三甲医院，考虑帕金森综合征合并全身型肌张力障碍，加用利培酮口服后，患者身体晃动明显减轻，但出现头晕、月经紊乱（提前、量极少），并行肉毒杆菌毒素注射（颈部、背部、右小腿），背部疼痛消失，但跛行加重。遂就诊于我院门诊，将利培酮逐渐减量，头晕消失，身体晃动再次出现，加用盐酸苯海索（安坦）、巴氯芬后跛行有所改善。为进一步诊治收入院。

【既往史、个人史及家族史】

既往体健，否认嗅觉下降、便秘等。父亲已故，生前有与本患者类似的表现，母亲及其他亲属均无神经系统异常表现。

【查体】

发育正常，皮肤颜色正常，毛发分布正常。右上肢血压 120/80 mmHg，左上肢血压 110/80 mmHg。双肺呼吸音清，未闻及干湿性啰音；心律齐，未闻及明显杂音；全腹柔软，无压痛及反跳痛，肝脾肋下未触及；双下肢无水肿。

【神经系统专科查体】

- 精神智能状态：意识清楚，查体配合，时间、地点、人物定向力正常，记忆力、计算力正常。

- 脑神经

（1）Ⅰ：未查。

（2）Ⅱ：双眼视力、视野正常，眼底视盘边界清楚。

（3）Ⅲ、Ⅳ、Ⅵ：双侧瞳孔等大等圆，直径 3 mm，双侧瞳孔直接及间接对光反射灵敏，眼球各向运动充分，未引出眼震。

（4）Ⅴ：双侧面部针刺觉对称，双侧角膜反射正常引出，下颌反射未引出。

（5）Ⅶ：双侧咀嚼对称有力。双侧额纹、面纹对称，闭目及示齿有力。

（6）Ⅷ：双耳粗测听力可，Weber 征居中，Rinne 试验双侧气导＞骨导。

（7）Ⅸ、Ⅹ：腭垂（悬雍垂）居中，双侧软腭抬举正常对称，双侧咽反射存在。

（8）Ⅺ：双侧转颈、耸肩对称有力。

（9）Ⅻ：伸舌居中，未见舌肌萎缩、纤颤。

- 运动系统：四肢肌容积正常，四肢肌力Ⅴ级，四肢肌张力正常。

（1）共济运动：头颈部、上躯干不自主晃动，双手摆动可，右手姿势性震颤，轮替动作较对侧欠灵活。

（2）步态：右足跛行，右足内翻。

- 反射：四肢腱反射活跃。双侧掌颌反射阴性、双侧 Hoffmann 征阴性、双侧巴宾斯基征阴性。
- 感觉系统：双侧深浅感觉、皮质感觉正常。
- 脑膜刺激征：阴性。
- 其他：双眼未见角膜色素环（K-F 环）。

【辅助检查】

1. 实验室检查

血常规、生化全项、免疫全套、补体、血液系统、肿瘤标志物、便常规＋潜血、甲状腺功能、凝血四项、术前八项、铜蓝蛋白未见异常。

2. 心理及认知功能测评

汉密尔顿焦虑量表 12 分，汉密尔顿抑郁量表 8 分，简易精神状态检查（mini mental state examination，MMSE）评分 30 分。

3. 影像学检查

（1）多巴胺转运体（DAT）PET：双侧尾状核尾部、双侧豆状核后部 DAT 分布明显减少，左侧明显（图 1-1）。

（2）头颅 MRI：未见明显异常。

（3）右足 MRI：未见异常。

4. 电生理检查

EMG 震颤分析：9 Hz 的节律性震颤点位改变。

【诊疗经过】

面对一位以右下肢跛行、肌张力障碍起病，逐渐累及头颈部、躯干及上肢，且病情呈波动进展，对帕金森经典药物治疗反应不佳的青年女性患者，我们首先要做的是明确诊断，

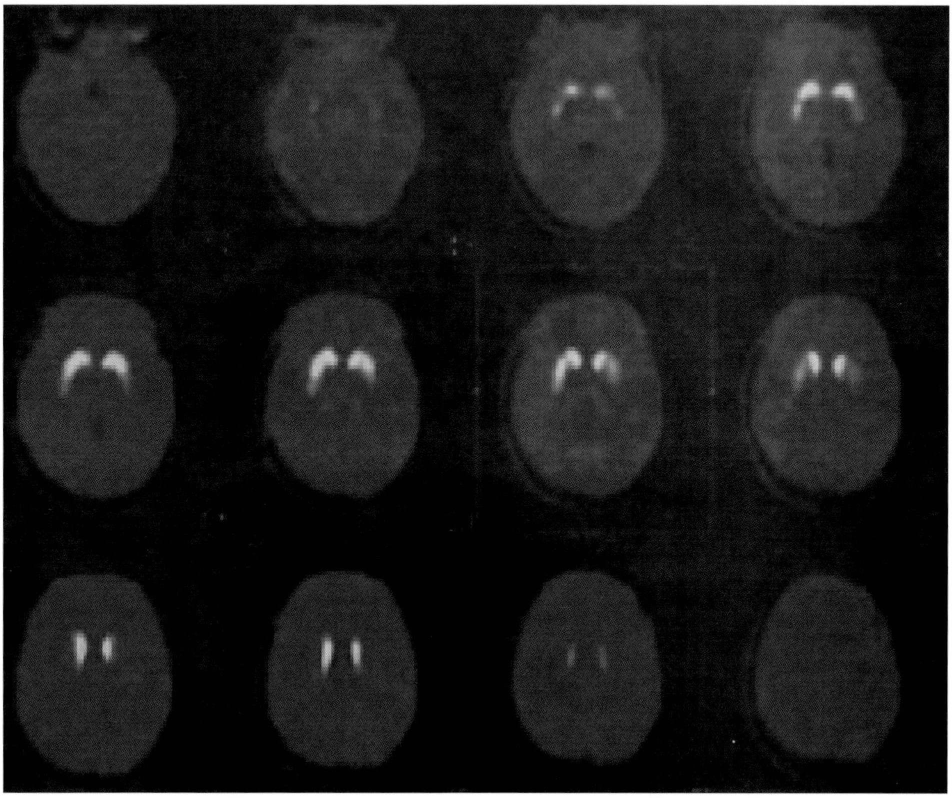

图 1-1（见书后彩图）　多巴胺转运体（DAT）PET 结果：双侧尾状核尾部、双侧豆状核后部 DAT 分布明显减少，左侧明显

患者的临床症状及辅助检查不能排除肌张力障碍及帕金森病（Parkinson disease，PD），患者父亲既往有类似症状，且患者青年期发病，故应考虑遗传性疾病的可能。为明确诊断，行基因检测，方法及步骤如下。

（1）血液标本的采集和 DNA 提取：取静脉血 2 ml，EDTA 抗凝，常规酚-氯仿方法提取基因组 DNA。

（2）遗传性帕金森基因及肌张力障碍基因检测

1）基因捕获：遗传性帕金森基因及肌张力障碍基因芯片（Agilent），基因列表（共检测帕金森及肌张力障碍相关基因 35 种）。

2）基因测序：测序前，外显子文库使用 Agilent 2100 检测文库片段大小，片段大小为 350 ～ 500 bp，测序仪器为 Illumina HiSeq 2500。

3）生物信息学分析。①单核苷酸多态性（single nucleotide polymorphism，SNP）分析流程：测序仪获取原始短序列；去除测序数据中的接头和低质量数据等；把短序列用 SOAPaligner 软件定位到人类基因组数据相应的位置上；统计测序结果信息，如短序列数量、目标区域覆盖大小、平均测序深度等；SOAPsnp 用于在目标区域找出位点的基因型，过滤低质量值（质量值≤ 20）和低覆盖度（深度≤ 10）的 SNP；利用共识编码序列（consensus coding sequence，CCDS）、人类基因组数据库、dbSNP 信息对 SNP 进行注释，确定突变位点发生的基因、坐标、mRNA 位点、氨基酸改变、SNP 功能（错义突变、无义突变或可变剪切位点）、SIFT 预测 SNP 对蛋白质功能的影响等（参考 http://soap.genomics.

org.cn /)。② InDel 分析流程：把去除接头序列和低质量数据的测序数据用 Burrows-Wheeler Aligner（BWA）万方数据比对到人类基因组上，用 GATK 软件找出序列中所含有的插入或缺失（InDel）信息（参考 http://bio-bwa.sourceforge.net）；利用 CCDS、人类基因组数据库、dbSNP 信息对 InDel 进行注释，确定突变位点发生的基因、坐标、mRNA 位点、编码区域序列的改变、对氨基酸的影响、InDel 功能（氨基酸插入、氨基酸缺失、移码突变）。③采用数据库：HGMD pro、1000g、ESP6500、Inhouse、np138NonFlagged。

共检测帕金森及肌张力障碍相关基因 35 种，发现 DYT6 基因发生 c.268-4T > A（NM_018105）杂合突变，突变方式为 splicing（剪切突变），并经一代测序验证，HGMDpro 数据库未见此突变位点报道，其母亲该基因位点未发生突变。被检样品未检测到 PD 相关基因拷贝数变化和碱基变异（图 1-2）。

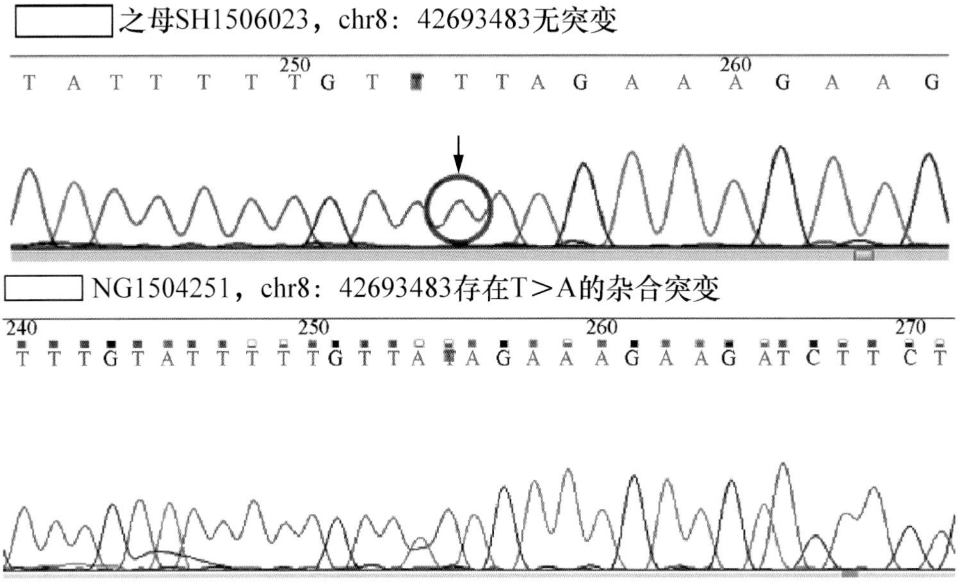

图 1-2（见书后彩图）　对患者本人及母亲进行一代测序结果。 患者 chr8：42693483 存在突变；其母亲 chr8：42693483 无突变

【讨论】

（一）肌张力障碍

1. 概述

赫尔曼·奥本海姆（Hermann Oppenheim）在 1911 年的一篇里程碑式论文中描述了第 1 例遗传性肌张力障碍症（dystonia，DYT）病例，其主要症状包括足发育不良和肌张力障碍。这篇文章之所以被称为“里程碑”，不仅因为其准确的临床描述和创造了“肌张力障碍”这一术语，而且是因为在那个时代，作者敏锐地认识到肌张力障碍是一种存在病理生理基础的器质性病变，而不是当时多数人认为的一种所谓“歇斯底里”的表现。尤其值得注意的是，奥本海姆观察到这类患者存在种族和地域聚集的现象，故创造性地提出了肌张力障碍存在遗传机制的可能性。

肌张力障碍遗传学的“现代史”可追溯到 1994 年，当时发现了第 1 个 DYT 基因，即 GTP 环水解酶 1，该基因的突变导致多巴反应性肌张力障碍。随后，在接下来的 15 年里，又鉴定出 8 个 DYT 基因。由于新一代基因测序技术的出现，肌张力障碍遗传学领域发展非常迅速，导致 2011 年以来报告了另外 5 个基因。然而重要的是，这些假定的新基因中有三个仍有待独立确认。

原发性肌张力障碍的临床范围很广，从儿童期常见的全身性疾病到成人期常见的影响颈或颅肌的局部收缩均可出现。从 100 多年前对肌张力障碍的最早描述来看，人们怀疑其为遗传原因所造成，特别是对早发的个体，这一特征尤为突出。肌张力障碍根据基因位点和临床表型特点分为 DYT1 ～ DYT21，目前已经有多种基因表型得到确定，比如 DYT1、5、6、12 基因等。

2. 肌张力障碍的定义及分型

2011—2013 年，一个国际性的肌张力障碍专家小组对肌张力障碍的定义和分类共识进行了更新，提出以下修改后的定义：肌张力障碍是一种运动障碍，其特征是持续或间歇的肌肉收缩，导致异常、经常重复的运动、姿势或两者兼有。肌张力障碍性运动通常是模式化和扭曲的，可能伴有震颤。肌张力障碍通常因随意动作而启动或加重，且伴随过度的肌肉活化。

曾有几种分类方法被用于对各种形式的肌张力障碍进行临床研究。目前认为最相关的两个主要分类方法是临床特征分类法和病因分类法。依据中华医学会神经病学分会帕金森病及运动障碍学组制订的《肌张力障碍诊断与治疗指南》，目前肌张力障碍可根据起病年龄、临床表现、病因、遗传基础、药物反应等因素综合分类。临床最常用的分类方法如下所述。

（1）根据发病年龄分型

1）早发型：≤ 20 岁，一般先出现下肢或上肢的症状，常常进展累及身体其他部位。

2）晚发型：＞ 20 岁，症状常先累及颜面、咽颈或上肢肌肉，倾向于保持其局灶性或有限地累及邻近肌肉。

（2）根据症状分布分型

1）局灶型（focal dystonia）：单一部位肌群受累，如眼睑痉挛、书写痉挛、痉挛性构音障碍、痉挛性斜颈等。

2）节段型（segmental dystonia）：2 个或 2 个以上相邻部位肌群受累，如颅颈肌张力障碍（Meige 综合征）、轴性肌张力障碍等。

3）多灶型（multifocal dystonia）：2 个以上非相邻部位肌群受累。

4）全身型（generalized dystonia）：下肢与其他任何节段型肌张力障碍的组合，如扭转痉挛。

5）偏身型（hemidystonia）：半侧身体受累，一般都是继发性肌张力障碍，常为对侧半球、尤其是基底节损害所致。

（3）根据病因分型

1）特发性或原发性：肌张力障碍是临床上仅有的异常表现，没有已知病因或其他遗传或变性疾病，如 DYT 1、7 型肌张力障碍。

2）肌张力障碍叠加：肌张力障碍是主要临床表现之一，但与其他的运动障碍性疾病有关，没有神经变性疾病的证据，如 DYT 3、5、11、12 型肌张力障碍。

3）遗传变性疾病：肌张力障碍是主要临床表现之一，伴有一种遗传变性疾病的其他特征，如 Wilson 病。

4）发作性肌张力障碍：表现为突然出现且反复发作的运动障碍，发作间期表现正常。依据诱发因素的不同分为 3 种主要形式：①发作性运动诱发性运动障碍（paroxysmal kinesigenic dyskinesia，PKD），由突然的动作诱发，如 DYT9；②发作性过度运动诱发性运动障碍（paroxysmal exercise induced dyskinesia，PED），由跑步、游泳等持续运动诱发；③发作性非运动诱发性运动障碍（paroxysmal nonkinesigenic dyskinesia，PNKD），可因饮用酒、茶、咖啡或因饥饿、疲劳等诱发，如 DYT8。

5）症状性或继发性：肌张力障碍是已知其他神经系统疾病或损伤的一种症状，病因多样，如脑外伤、颅内感染、接触某些药物或化学毒物等。以下临床线索往往提示为继发性肌张力障碍：①起病突然，病程早期进展迅速；②持续性偏身型肌张力障碍；③早期出现固定的姿势异常；④除肌张力障碍外，存在其他神经系统体征；⑤早期出现显著的延髓功能障碍，如构音障碍、口吃和吞咽困难。

6）混合性运动障碍，即肌张力障碍叠加帕金森综合征、肌强直、肌阵挛、舞蹈动作及其他运动障碍。

7）成人单个肢体的进展性肌张力障碍。

8）成人发病的全身性肌张力障碍。

（4）根据遗传特征分型

用于分类的遗传特征包括遗传方式和分子遗传数据，如与已知基因位点的连锁或特定遗传缺陷的鉴定。目前的 25 个“DYT”基因代表了各种临床和遗传异质性疾病，根据文献中首次出现的情况，按时间顺序命名了肌张力障碍的单基因型。为应对“DYT”命名的不一致性日益增多，提出了一种包括肌张力障碍在内的新的运动障碍遗传形式命名系统。根据新的系统，只有确认的基因才被列入“DYT”名单，并且，“DYT”前缀后面是基因名或基因座，例如“DYT-TOR1A”（以前称为 DYT1）。

3. 肌张力障碍的临床表现

准确描述肌张力障碍表型是评估患者肌张力障碍的第一步。有关分类的重要提示也可以从病程中得到。例如，突然发作的肌张力障碍与快速发作的帕金森肌张力障碍是相容的。虽然许多肌张力障碍可由非特定因素（如压力、疲劳、动作或某些姿势）触发或加重，但其他形式的肌张力障碍或运动障碍可由特定诱发因素（如发作性过度运动诱发的运动障碍）触发。对治疗的反应也有助于确诊，如多数成年肌阵挛性肌张力障碍患者摄入酒精后症状可缓解，多巴反应性肌张力障碍患者服用左旋多巴后症状可改善。

肌张力障碍是一种具有特殊表现形式的不自主运动，多以异常的表情姿势和不自主的变换动作而引人注目。肌张力障碍所累及肌肉的范围和肌肉收缩强度变化很大，因而临床表现各异。但某些特征性表现有助于肌张力障碍与其他形式的运动障碍相鉴别，主要有以下几点：

（1）肌张力障碍时不自主运动的速度可快可慢，可以不规则或有节律，但在收缩的顶峰状态有短时持续，呈现为一种奇异动作或特殊姿势。

（2）不自主动作易累及头颈部肌肉（如眼口轮匝肌、胸锁乳突肌、头颈夹肌等）、躯干肌、肢体的旋前肌、指腕屈肌、趾伸肌和跖屈肌等。

（3）发作间歇时间不定，但异常运动的方向及模式几乎不变，受累的肌群较为恒定，肌力不受影响。

（4）不自主动作在随意运动时加重，在休息睡眠时减轻或消失。可呈现进行性加重。晚期症状持续，受累肌群广泛，可呈固定扭曲痉挛畸形。

（5）病程早期可因某种感觉刺激而使症状意外改善，被称为“感觉诡计”（sensory tricks）。

（6）症状常因精神紧张、生气、疲劳而加重。

4. DYT-TOR1A：早发全身性肌张力障碍，奥本海姆肌张力障碍（DYT1）

TOR1A 相关肌张力障碍的最初症状通常始于儿童时期（平均年龄 13 岁，范围 1 ～ 28 岁），手臂或腿扭动，进展到其他四肢和躯干，但通常不是面部和颈部首先起病，患者症状存在沿躯干向上蔓延的趋势。对于迟发的手臂起病型病例，症状的严重程度通常较低。

几乎所有的病例都是由一种特定的突变引起，即 *TOR1A* 基因编码区的 3 碱基对（GAG）缺失，在非犹太人群 *TOR1A* 相关肌张力障碍病例中，该基因突变发生率约占 60%，在犹太人群中这一比例约占 90%。*TOR1A* 相关的肌张力障碍以常染色体显性方式遗传，外显率降低（只有约 30% 的突变基因携带者受到影响），并且发病年龄和进展部位表现多样。如果突变基因携带者在 28 岁之前没有出现症状，他们的余生通常不会受到影响。

5. DYT-THAP1：具有混合表型的青少年发病性肌张力障碍（DYT6）

THAP1 相关肌张力障碍具有局灶性和全身性原发性肌张力障碍的特征，首先在三个门诺派（Amish）家族中被发现，这些家族的共同祖先可追溯到 18 世纪中期。它以常染色体显性方式遗传，外显率估计为 40%。1997 年，DYT6 型肌张力障碍首次在 2 个 Amish-Mennonite 家系中被确定，基因定位于 8 号染色体。王琳等报道了 11 例经基因检测证实的 DYT6 型肌张力障碍病例，患者均为汉族，来自我国华北、华东和华中地区，以早发型为主，最常见的起病部位是颈部，其次为右上肢，主要表现为局灶性、节段性肌张力障碍，1 例患者出现左下肢肌张力障碍，不伴有足内翻；而晚发型患者病情长期稳定。本例患者来自我国西南地区（重庆），为晚发型全身性 DYT6 型肌张力障碍，以足内翻起病，1 年左右病变扩展至头颈部、上躯干，表现为全身性，病情进展相对较快；基因测序发现 DYT6 基因发生 c.268-4T ＞ A（NM_018105）杂合突变，突变方式为 splicing（剪切突变），对其母亲进行一代测序无此位点突变。

DYT6 型肌张力障碍是一种常染色体显性遗传病，被认为是由于染色体 8p21-q22 上凋亡相关蛋白 1（THAP 1）基因突变引起。

Xiao 等报道 *THAP1* 突变具有较大的临床异质性，他们收集了 1114 名成年发病的原发性肌张力障碍患者，发病年龄在 8 ～ 69 岁（平均 48 岁），测序确定了 6 个新的错义突变，目前认为 *THAP1* 基因突变是导致他们发生家族性，特别是早发性肌张力障碍的原因，并由此得出结论，*THAP1* 基因上发生的各种序列变异，与解剖分布以及家族性、散发性肌张力障碍的发病年龄有关。在 Bressman 进行的一项针对 DYT6 型肌张力障碍的流行病学研究中显示，导致 DYT6 型肌张力障碍的 *THAP1* 基因突变与家族性早发型原发性肌张力障碍具有很大相关性，其研究的 36 个家族中有 25% 存在 *THAP1* 基因突变；在 9 个有突变的家族中，1 个家族有 5 个碱基对插入 /3 个碱基对缺失，其余 8 个家族在 *THAP1* 基因的 3 个外显子之一都有独特的突变，并且都来自不同的祖先。没有与突变类型相对应的表型差异，但是，所识别的突变要么影响 DNA 结合域，要么去除 THAP1 蛋白的核定位信号，这表明这些区域在功能上都很重要。DNA 结合域对于与该蛋白相关的促凋亡作用至关重要：THAP1 是一种核促凋亡因子，与前列腺凋亡反应蛋白 -4（Par-4）相互作用，并与之共定位到早幼粒细胞白血病核体。

Bressman 根据一个有不同错义突变的德国家族，提出了在 Amish-Mennonite 人群以外的人群中 *THAP1* 基因突变的可能，这个家族与 Amish-Mennonite 家族相似，具有混合表型。Bressman 确定了有突变和无突变的家族之间的差异：突变阳性的个体比无突变的个体更早出现肌张力障碍，其更倾向于症状全身化，更常见于臂、面部和口下颌肌肉。这些差异与先前报道的 DYT6 型肌张力障碍的混合表型特征一致。尽管许多 *THAP1* 突变的个体在儿童时期发病，仍有超过 30% 的个体在 18 岁之后开始发病，这一比例高于 DYT1 报告的比例。此外，与 DYT1 相比，DYT6 中的腿部发病率较低，但头颅部肌肉受累比例较高（发病时 29%，发病后 77%），这会引起致残性的构音困难或发音困难。最后，与 DYT1 不同，DYT6 家族中受影响的女性比例较高，这一现象在过去 10 年中已被发现，但仍无法解释。DYT6 的终生外显率为 57% ～ 60%，未发现性别差异。

本例患者父亲已故，追问病史，生前曾有类似临床表现，该患者属于遗传早现。

临床上，DYT6 型肌张力障碍须重点与以局限性肌张力障碍起病的帕金森病（PD）、多巴反应性肌张力障碍（dopa-responsive dystonia，DRD）等疾病相鉴别。DRD 是一组由多种酶代谢缺陷所致、临床以肌张力障碍和帕金森综合征为主、症状具有波动性、多巴类制剂治疗有显著疗效的遗传性肌张力障碍。根据国际原发性肌张力障碍遗传分类，DYT5、DYT14 均为多巴反应性肌张力障碍。对于已治疗帕金森病的肌张力障碍，大多由于病情进展及多巴制剂引起，增加左旋多巴剂量会在频率和程度上加重 PD 患者的肌张力障碍症状，临床上容易识别。

本例患者在起病早期曾在不同医院诊断为青年型帕金森病（YOPD），并给予相应治疗，由此可见 DYT6 与 YOPD 在早期临床表现具有相似性。对于未经治疗的 PD，尤其是 YOPD 以局限性肌张力障碍的临床表现起病，有时难于区分，因此有必要对 YOPD 进行了解，下文将给予简单介绍。

6. 肌张力障碍的治疗

对于肌张力障碍的治疗，指导原则如下：①确定具体可治疗病变的原因（如结构性病变、代谢异常）；②患者及其家属教育（遗传咨询）；③解决好共病（comorbidities）问题；④解释清楚肌张力障碍的治疗是对症，而不是保护剂；⑤根据严重程度、年龄、类型和分布选择治疗方式；⑥鼓励并指导患者发现感觉诡计；⑦全范围关节运动防止挛缩；⑧儿童期发病和年轻发病的肌张力障碍予以左旋多巴；⑨许多治疗都是基于观察性研究和专家经验（因此，需要进行双盲、安慰剂对照研究）；⑩药物和（或）肉毒杆菌毒素治疗无效的致残性肌张力障碍患者，应考虑手术治疗。

肌张力障碍的常用治疗药物包括：

（1）多巴胺能药物。由于多巴反应性肌张力障碍（DRD）对左旋多巴的戏剧性治疗反应，所有儿童或青少年期的全身性或节段性肌张力障碍都应该试用左旋多巴治疗，这种治疗同时也可作为治疗性诊断试验。由于多达 25% 的迟发型原发性肌张力障碍和继发性肌张力障碍患者也可从左旋多巴的治疗中获得部分收益，因此有专家建议对所有肌张力障碍的患者都应考虑试用左旋多巴治疗。

（2）抗胆碱能药物。抗胆碱能药物能够阻断乙酰胆碱对中枢神经系统毒蕈碱样受体的作用，但其确切的作用机制仍然不清。许多临床试验都支持抗胆碱能药物对节段性和全身性肌张力障碍的治疗效果。在一项开放标签的临床试验中，针对不同类型的肌张力障碍患者，抗胆碱能药物比巴氯酚和氯硝西泮表现出更大的治疗收益。

（3）巴氯芬。如果患者对抗胆碱能药物反应不佳，或不能耐受，就要考虑其他药物的治疗。由于巴氯酚在临床应用中观察到具有显著的疗效，特别是对儿童患者，因此可以作为首选。鞘内巴氯酚泵入可用于治疗口服药物无效的难治性肌张力障碍及肌张力障碍持续状态患者。

（4）其他药物治疗。苯二氮䓬类药物可以为已经使用抗胆碱能药物的患者提供更多的收益，一些研究中，氯硝西泮对眼睑痉挛和肌阵挛–肌张力障碍的患者表现出特别的疗效。但另一项回顾性研究显示，17 例颈部肌张力障碍和继发性肌张力障碍的患者中，仅有 1 例患者对氯硝西泮表现出较好的疗效。多巴胺能拮抗剂以前常用于肌张力障碍的治疗，但由于其临床试验结果不一，以及具有镇静、帕金森综合征、运动迟缓等相关不良反应，已不鼓励使用。

DYT6 型肌张力障碍患者在病程中可能出现肌张力障碍持续状态（status dystonicus，SD），SD 是指原发性或继发性肌张力障碍的急性加重，表现为全身性肌张力障碍发作和强直，常伴有延髓肌和通气功能障碍，并可发生肾衰竭、高热、呼吸窘迫等并发症。这种患者需要收入神经重症监护室（NICU），并给予积极的通气和血流动力学支持。除了支持治疗之外，可以给予 Marsden 鸡尾酒疗法或鞘内巴氯酚泵入治疗，无效时进行外科干预治疗。

DYT6 型肌张力障碍患者对苯海索、巴氯芬和氯硝西泮治疗反应欠佳，肉毒杆菌毒素可以改善局部症状，符合该患者特点，也是与 YOPD、DRD 鉴别的要点之一。

肉毒杆菌毒素在临床治疗中的应用始于 20 世纪 80 年代，无疑是肌张力障碍治疗的一次革命。它主要通过抑制神经肌肉接头处乙酰胆碱的释放，从而造成局部化去神经和肌肉麻痹。注射肉毒杆菌后，肌肉麻痹在 2 周时达到高峰，由于接头处的分子周转和神经元新生，神经功能在 3 个月时开始恢复，6 个月时完全恢复。

肉毒杆菌毒素共有 A ～ G 7 种血清型，1989 年 FDA 批准肉毒杆菌毒素 A（BOTOX）用于斜视、眼睑痉挛、颈部肌张力障碍等的临床治疗，2000 年批准肉毒杆菌毒素 B（Myobloc/Neurobloc）用于颈部肌张力障碍的治疗。众多研究已经证实了肉毒杆菌毒素在局灶性肌张力障碍治疗中的安全性和有效性，疗效持久，并能显著改善生活质量。其最主要的问题是患者逐渐产生肉毒杆菌毒素抗体，从而产生耐受性。目前改进的肉毒杆菌毒素制剂已显著减少了抗体的产生。

既往的结果显示，连续应用苍白球内侧核脑深部电刺激（deep brain stimulation of the internal globus pallidus，GPi-DBS）治疗原发性遗传性肌张力障碍，特别是 DYT1 肌张力障碍已被广泛接受。然而，最近在少数 DYT6 患者应用 GPi-DBS 的报告显示，其效果不如 DYT1 患者。Panov 等报道称，DYT6 患者最初对 GPi-DBS 的反应与 DYT1 患者很相似，但疗效在 1 ～ 2 年后开始减弱。这些发现表明苍白球功能受损与 DYT6 相关，但与 DYT1 相比，苍白球活性对 DYT6 中肌张力障碍症状的产生和（或）维持的作用较小。

文献报道丘脑腹外侧核脑深部电刺激（thalamic ventral lateral nucleus DBS，VLa-DBS）对 DYT6 型肌张力障碍有较好疗效，而 DYT6 型患者对 GPi-DBS 反应不佳，这一新发现可能提示 DYT6 型肌张力障碍的神经解剖学基础。肌张力障碍的发生不仅与基底神经节的活动改变有关，还与小脑功能改变有关。丘脑腹外侧核（VLa）前部主要与苍白球丘脑通路相关，后部与小脑丘脑通路相关。这表明与 GPi-DBS 不同，VLa 刺激不仅可能调节苍白球丘脑通路的活性，也可能调节小脑丘脑通路活性。该研究推测 DYT6 型肌张力障碍可能主要归因于丘脑小脑中继功能障碍，而不是 GPi 功能障碍。

患者曾服用利培酮后出现头晕、月经量减少，与利培酮引起体位性低血压，以及血浆中催乳素浓度增加从而发生月经失调相关。

（二）青年型帕金森病（YOPD）

1. 定义

1987 年 Quinn 等提出发病年龄在 21 ～ 40 岁的典型特发性帕金森病称为青年型帕金森病，发病年龄＜ 21 岁的帕金森病称为少年型帕金森病。近来有关研究均将＜ 45 岁发病的帕金森病称为早发型帕金森病，亦有研究将这一年龄界限定于 50 岁以下。

2. 病理改变

YOPD 的病理特征以黑质多巴胺能神经元变性缺失和路易体形成为病理特征。有研究发现，晚发型帕金森病（late-onset Parkinson disease，LOPD）患者的神经系统退行性变较 YOPD 更快、更广泛，但其具体机制至今仍不清楚。随着病理研究的进展，特别是 Braak 等研究发现，PD 的脑内病变并不局限于黑质，最早的病理改变也不在黑质，而是在延髓和嗅球等部位出现路易体，此时仅有非运动症状等临床表现，随着疾病不断进展，累及黑质达到一定程度后出现特征性的运动症状，进一步再累及皮质等。大部分脑干核团与非运动症状相关，如胃肠道调节、疼痛管理、情绪控制以及睡眠-觉醒的周期调控。路易体分布在非黑质部位，是产生非运动症状的主要病理基础。有证据表明，路易体在不同部位的分布及路易体形成的严重程度与发病年龄相关。

3. YOPD 的临床表现

YOPD 与 LOPD 的临床表现存在差异（表 1-1）

大量研究报道 YOPD 对左旋多巴反应良好，但左旋多巴所诱发的异动症及症状波动的出现频率高且程度重，开始治疗数月即可出现。YOPD 发展为异动症和症状波动的中位时间为 3 年，较 LOPD 短。虽然到目前为止左旋多巴仍是治疗帕金森病最有效的方法，但因 YOPD 服用左旋多巴 5 年后发生运动并发症的风险较 LOPD 更大，故建议尽可能延迟左旋多巴的使用或使用最小剂量以避免运动并发症的出现，开始使用后需要不断调整用药剂量

表 1-1　LOPD 与 YOPD 的临床表现差异

临床表现	LOPD	YOPD
首发症状	典型	不典型
病程进展	较快	进展缓慢，病程长
运动症状	震颤、强直、动作迟缓	肌张力障碍多为局限性，以足部肌张力障碍为多见
首先受累的肢体	32% 以左侧肢体最先受累	58% 以左侧肢体最先受累
非运动症状	常见流涎、嗅觉减退、夜尿症、记忆力减退、兴趣缺乏、幻觉、注意力下降、焦虑抑郁	常见不宁腿综合征、出汗异常、性功能障碍
睡眠障碍	更容易出现快速眼动期的睡眠障碍	

和服药时间。治疗宜选用多巴胺受体激动剂，且治疗同时建议配合定时锻炼以保持机体的灵活性。

YOPD 患者足部肌张力障碍的典型表现为运动后诱发足部从足趾开始的抽筋样不适，甚至足部扭转、跛行，称之为“运动源性肌张力障碍足”。现已明确 YOPD 是由不同致病基因突变所致的遗传性帕金森综合征，主要包括 *parkin* 基因（*PARK-2*）突变所致的常染色体隐性遗传性青少年型帕金森综合征，以及 *PARK-6*、*PARK-7* 等基因突变所致的早发型帕金森综合征。LeWitt 等曾报告部分患者在出现帕金森症状之前 0.5 ～ 20 年，出现累及颈、上肢、口颌、单侧下肢或足部的肌张力障碍（PD 症状较重侧）。Tolosa 等对 PD 患者出现肌张力障碍的研究显示，未治疗 PD 患者可表现为不同类型的肌张力障碍，常为局灶性，包括单侧马蹄内翻足、上肢-前臂或前臂-手屈曲、书写痉挛、口颌肌张力障碍、痉挛性斜颈，或多种类型合并；还可表现出非典型肌张力障碍，包括 PD 书写痉挛、驼背样躯干前屈、肛门痉挛等。严新翔等指出，YOPD 患者具有以下特点：① PD 三联征（运动迟缓、肌强直、静止性震颤）均较轻，早期症状常不典型；②局限性肌张力障碍常见，尤以足部肌张力障碍明显；③腱反射活跃或亢进常见；④症状波动常见，如晨轻暮重和睡眠后症状可减轻等；⑤病程长，病情进展缓慢；⑥对多巴制剂治疗反应良好，但由多巴制剂引起的运动障碍和症状波动常见。

4. YOPD 的诊断

随着近年来多巴胺转运体正电子发射断层显像（DAT-PET）在临床上的运用，其对 PD 的早期诊断及病情严重程度评估提供了很好的依据，但实际上在多系统萎缩、进行性核上性麻痹等帕金森叠加综合征患者中，PET 也可以存在纹状体的 DAT 摄取值下降。冼文彪等研究提出需结合 ^{18F}FDG 脑代谢检测，才能进一步提高 PD 诊断及鉴别率，PD 患者在苍白球、丘脑、脑干、小脑、感觉运动皮质区代谢增强，在运动前皮质、顶枕区代谢减弱。Eckert 等研究发现，这种代谢模式为 PD 特有的脑功能网络代谢模式，在正常人、帕金森叠加综合征和继发性帕金森综合征患者中均不存在。DYT6 型也可有 DAT 摄取值下降，提示存在黑质纹状体通路受损，可能还需要结合 FDG-PET、D_2 受体等检查综合分析，并扩大样本进一步观察 DAT-PET 在 DYT6 型中的特点。因此，临床上疑似 YOPD 患者如具有以下特点需重新考虑诊断：①对多巴胺能药物反应不良或短暂有效；②病情进展相对快；③肌张力障碍由足部进展为全身。

需要重点鉴别感觉诡计或是药物诱导的运动障碍，故仔细地临床查体、询问病史、区分药物的反应性及时效性、随访患者在鉴别上尤为重要，DAT-PET 检测只能是诊断的一种手段，而非必备的条件，可结合基因检查、家族史有无类似患者等协助诊断，但同时也需要对帕金森相关基因进行分析，以做鉴别。

【诊治体会】

肌张力障碍患者的临床表现有时难以与帕金森病区分开来，亦有研究表明有相当一部分 PD 患者首发症状为肌张力障碍，特别是女性青年型帕金森病（YOPD）患者。因此，对于不典型的肌张力障碍患者，尤其是存在家族史且对常规抗帕金森药物治疗欠敏感的患者，要考虑遗传性疾病的可能，在进行 PET-CT 等脑代谢检查的同时，及时进行基因测序等先进诊断手段，以期早期确诊，及早给予可能的治疗。

参考文献

[1] 张颖冬 . 帕金森综合征中的肌张力障碍 . 临床神经病学杂志，2015，28：161.

[2] Tolosa E，Compta Y.Dystonia in Parkinson's disease.J Neurol，2006，253（Suppl 7）：Ⅶ /7.

[3] 马敬红，胡国华，邹海强，等 . 影响帕金森病患者出现足肌张力障碍的相关因素 . 中风与神经疾病杂志，2008，25：322.

[4] Jankovic J，Tintner R. Dystonia and parkinsonism. Parkinsonism Relat Disord，2001，8：109.

[5] Ozelius LJ，Lubarr N，Bressman SB. Milestones in dystonia. Mov Disord，2011，26：1104.

[6] 王琳，万新华，成伏波，等 . DYT6 型肌张力障碍患者的临床表现和影像学特点 . 中华神经科杂志，2013，46：148.

[7] Xiao J，Zhao Y，Bastian RW，et al. Novel THAP1 sequence variants in primary dystonia. Neurology，2010，74：229.

[8] Schneider SA，Bhatia KP. Rare causes of dystonia Parkinsonism. Curr Neurol Neurosci Rep，2010，10：431.

[9] Koziorowski D，Hoffman-Zacharska D，Slawek J，et al. Incidence of mutations in the PARK2，PINK1，PARK7 genes in Polish early-onset Parkinson disease patients. Neurol Neurochir Pol，2013，47：319.

[10] LeWitt PA，Burns RS，Newman RP. Dystonia in untreated Parkinsonism. Clin Neuropharmacol，1986，9：303.

[11] 严新翔，郭纪锋，唐北沙，等 . 青少年型帕金森病 60 例临床分析 . 卒中与神经疾病，2005，12：227.

[12] Antonini A，Benti R，de Notaris R，et al. ^{123}I-Ioflupane/SPECT binding to striatal dopamine transporter（DAT）uptake in patients with Parkinson's disease，multiple system atrophy，and progressive supranuclear palsy. Neurol Sci，2003，24：149.

[13] 冼文彪，江璐璐，刘妍梅，等 .［18F］FDG 脑代谢联合［11C］CFT 脑多巴胺转运体 PET 显像对帕金森病的临床研究 . 中国临床神经科学，2014，22：530.

[14] Eckert T，Eidelberg D. Neuroimaging and therapeutics in movement disorders. Neuro Rx，2005，2：361.

[15] Panov F，Tagliati M，Ozelius LJ，et al. Pallidal deep brain stimulation for DYT6 dystonia. J Neurol Neurosurg Psychiatry，2012，83：182.

[16] 朱建忠，梁颖茵，朱荣兰，等 . 利培酮治疗帕金森病合并精神障碍的临床研究 . 吉林医学，2010，31：3670.

[17] Bragg DC，Armata IA，Nery FC，et al. Molecular path-ways in dystonia. Neurobiol Dis，2011，42：136-147.

[18] Maltese M，Martella G，Madeo G，et al. Anti-cholinergic drugs rescue synaptic plasticity in DYT1 dystonia：role of M1 muscarinic receptors. Mov Disord，2014，29：1655-1665.

[19] Ledoux MS，Dauer WT，Warner TT. Emerging common molecular pathways for primary dystonia. Mov Disord，2013，28：968-981.

[20] Andreassen OA，Ferrante RJ，Aamo TO，et al.Oral dyskinesias and histopathological alterations in substantia nigra after long term haloperidol treatment of old rats. Neuroscience，2003，122：717-725.

[21] Zhao Y，Xiao J，Gong S，et al. Neural expression of the transcription factor THAP1 during development in rat. Neuroscience，2013，231：282-295.

[22] Paudel R，Kiely A，Li A，et al. Neuropathological features of genetically confirmed DYT1 dystonia：

investigating disease-specific inclusions. Acta Neuropathol Commun，2014，2：159.

[23] Erogullari A，Hollstein R，Seibler P，et al. THAP1，the gene mutated in DYT6 dystonia，autoregulates its own expression. Biochim Biophys Acta，2014，1839：1196-1204.

[24] Albanese A，Bhatia K，Bressman SB，et al. Phenomenology and classification of dystonia：a consensus update. Mov Disord，2013，28：863-873.

[25] Xiromerisiou G，Houlden H，Scarmeas N，et al. THAP1 mutations and dystonia phenotypes：genotype phenotype correlations. Mov Disord，2012，27：1290-1294.

[26] 中国医师协会神经外科医师分会功能神经外科专家委员会 . 肌张力障碍脑深部电刺激疗法中国专家共识 . 中华神经外科杂志，2018，6：541-545.

第 2 章　常染色体显性遗传颞叶外侧癫痫

病例 2

【主诉】

患者，男性，38 岁，发作性双侧听力异常及睡眠中强直–阵挛发作 23 年。

【现病史】

患者 23 年前（15 岁时）起病，共 2 种发作形式。第 1 种为发作性双侧高调耳鸣或闻及模糊耳语，耳语内容无明确内容，不能详细描述，症状持续数秒至 1 min，随后自行缓解，此种发作次数较少，间隔不固定，每次发作无明确诱因。第 2 种为夜间睡眠中突发的全面性强直–阵挛发作（generalized tonic-clonic seizures，GTCS），持续数分钟，病程初期发作频率为每半月至 1 个月发作 1 次，无明确诱因，每次持续数分钟，发作间期外院脑电图显示全导阵发性慢波伴双侧颞区非同步性尖波，头颅 MRI 显示右侧海马轻度萎缩，在服用丙戊酸钠（500 mg，每日 2 次）后发作有所控制，发作频率降至 3 ～ 5 次 / 年。为进一步诊治收入院。

【既往史及个人史】

足月顺产，发育正常，上学期间成绩中等，否认惊厥病史，否认头部外伤史，无长期外地居住史。

【家族史】

仔细询问患者家族史，3 代中每代均有癫痫患者，家系图谱如图 2-1 所示。

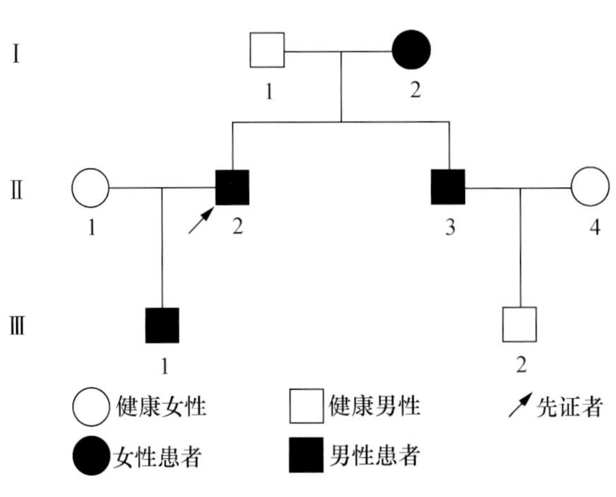

图 2-1　患者家系图谱

先证者为本患者Ⅱ2，患者Ⅰ2 是先证者的母亲，癫痫病史 47 年，发病年龄为 15 岁，表现为睡眠中出现 GTCS，发作后剧烈头痛、呕吐，在 23 ～ 50 岁发作最频繁，每月均有数次发作，且成簇出现，否认任何先兆。服用卡马西平、丙戊酸钠及某种中成药，目前 7 ～ 8 个月发作 1 次 GTCS。发作间期脑电图（EEG）及头颅 MRI 没有显著异常。第 3 例患者是先证者的弟弟（Ⅱ3），9 岁开始发病，也表现为睡眠中 GTCS，没有听觉、视觉症状或发作前后的语言障碍、精神症状，患者Ⅱ3 在未服药的情况下从 14 ～ 36 岁完全无发作，1 年前再发，约 2 个月发作 1 次，在服用丙戊酸钠治疗后未再发作。发作间期 EEG 和头颅 MRI 无明显异常。患者Ⅲ1 是先证者的儿子，15 岁出现首次发作，表现为 GTCS，1 年内共发作 3 次，均在凌晨睡眠中，发作前无先兆，发作间期 EEG 见睡眠及清醒期右侧蝶骨电极多量棘波、棘慢波发放，睡眠期右额极、额区、前中颞区多量棘波、棘慢波发放，头颅 MRI 未见明显异常，服用丙戊酸钠后患者 1 年未发作，再复查间期 EEG 癫痫样放电消失。家系中所有患者均否认高热惊厥、脑炎、脑外伤等病史，女性患者否认围生期异常。患者Ⅰ1 的父母均已去世，生前没有神经系统疾病病史，患者Ⅰ1 有兄弟姐妹共 5 人，他们及其后代中均无癫痫病史。

【查体】

发育正常，皮肤颜色正常，无特殊瘢痕，周身毛发分布正常。右上肢血压 125/80 mmHg，左上肢血压 115/80 mmHg。双肺呼吸音清，未闻及干湿性啰音；心律齐，未闻及明显杂音；全腹柔软，无压痛及反跳痛，肝脾肋下未触及；双下肢无水肿。

【神经系统专科查体】

- 精神智能状态：意识清楚，查体配合，时间、地点、人物定向力正常，记忆力、计算力正常。
- 脑神经
  （1）Ⅰ：未查。
  （2）Ⅱ：双眼视力、视野正常，眼底视盘边界清楚。
  （3）Ⅲ、Ⅳ、Ⅵ：双侧瞳孔等大等圆，直径 3 mm，双侧瞳孔直接及间接对光反射灵敏，眼球各向运动充分，未引出眼震。
  （4）Ⅴ：双侧面部针刺觉对称，双侧角膜反射正常引出，下颌反射未引出。
  （5）Ⅶ：双侧咀嚼对称有力。双侧额纹、面纹对称，闭目及示齿有力。
  （6）Ⅷ：双耳粗测听力可，Weber 征居中，Rinne 试验双侧气导＞骨导。
  （7）Ⅸ、Ⅹ：腭垂居中，双侧软腭抬举正常对称，双侧咽反射存在。
  （8）Ⅺ：双侧转颈、耸肩对称有力。
  （9）Ⅻ：伸舌居中，未见舌肌萎缩、纤颤。
- 运动系统：四肢肌容积正常，四肢肌力Ⅴ级，四肢肌张力正常。
  （1）共济运动：双侧轮替动作、跟膝胫试验正常，Romberg 征阴性。
  （2）步态：步态正常。
- 反射：四肢腱反射消失，双侧掌颌反射阴性，双侧 Hoffmann 征阴性，双侧巴宾斯基征阴性。
- 感觉系统：双侧深浅感觉、皮质感觉正常。

- 脑膜刺激征：阴性。

【基因测序及结果】

1. 基因组 DNA 提取和遗传检测

我们采集了本家系中的全部 4 例患者和 2 例未患病成员的外周静脉血 5 ml，通过标准方法提取 DNA，对基因组 DNA 进行全外显子测序，测序平台选用 Illumina Hiseq X Ten（赛福基因，北京），6 个样本原始测序数据量均在 10 G 以上，平均测序深度约为 200×，Q30 均大于 92%，使用 BWA、SAMtools 等软件将测序结果比对到参考基因组（hg19），使用 GATK 和 Picard 去除 PCR 重复及将部分原始结果重新排列，采用 GATK 软件进行变异检出，Bedtools 进行变异过滤，采用 Annovar 进行变异注释。上述每个样本均发现了超过 5 万个各类变异，经统计分析并与数据库对比，并针对临床表型进行排查，最终定位到关键基因变异位点。对上述定位的关键基因变异，采用直接 PCR 对 6 名成员的 DNA 样本中包含变异位点在内的 DNA 片段进行扩增、验证，所用引物为：上游，5'TCTGGGCAGGTTATTCACATCG3'；下游，5'AAGATGGCAAGTGTGCATGG3'；产物 392bp；4 号外显子。对扩增产物采用 Sanger 测序再次进行验证。测序结果质谱图使用 DNASTAR_Lasergenev7.1 软件观察是否有套峰或杂峰结构，将阅读结果与美国国立生物技术信息中心（NCBI）GenBank 数据库进行 BLAST 序列比对（http://blast.ncbi.nlm.nih.gov/Blast.cgi）。

2. 生物信息学分析

对发现的变异先在人类遗传数据库中进行查找，所用数据库为 SNP 数据库（SNP database，http://www.ncbi.nlm.nih.gov/projects/SNP/）、ExAC（Exome Aggregation Consortium，http://exac.broadinstitute.org）和千人基因组计划数据库（The 1000 Genomes Project database，http://www.1000genomes.org/）。对不在上述数据库中的变异使用 Mutation Taster（http://www.mutationtaster.org）、SIFT 程序（http://sift.bi.a-star.edu.sg/）进行蛋白质结构功能预测。

3. 遗传检测及生物信息学分析结果

通过对 WES 结果进行统计分析和变异位点的筛选，我们发现家系中 4 例有癫痫表现的成员 *LGI1* 基因具有共同的杂合移码变异 c.402_402delT（p.T134fs）（图 2-2）。

该位点 1 个 T 碱基的缺失导致其编码的蛋白质于 134 位氨基酸处出现了苏氨酸的缺失，后续密码子也随之发生改变，2 例未发病成员的上述基因位点未发现变异。进一步通过直接 PCR 联合 Sanger 测序的方法，我们对家系中所有成员的全外显子测序结果进行验证，其结果符合基因型和表型共分离。该变异位点在 1000Genome、ExAC、dbSNP 等数据库中未出现，生物信息学软件预测该变异具有致病性，且变异位点在物种进化中相对保守。由于该氨基酸改变发生在蛋白质序列中较前的位点，因此该移码突变可能会对蛋白质的结构和功能产生重大影响。

【讨论】

随着基础医学尤其是分子生物学在临床医学中的应用，以及人类基因组计划工程的实施，人类很多遗传性神经系统疾病的诊断和治疗出现了日新月异的变革。近年来，癫痫的基因检测便是神经科学领域中最重要的进展之一（表 2-1）。到目前为止，已经发现数十个基因对特发性癫痫的遗传易感性有重要的影响。

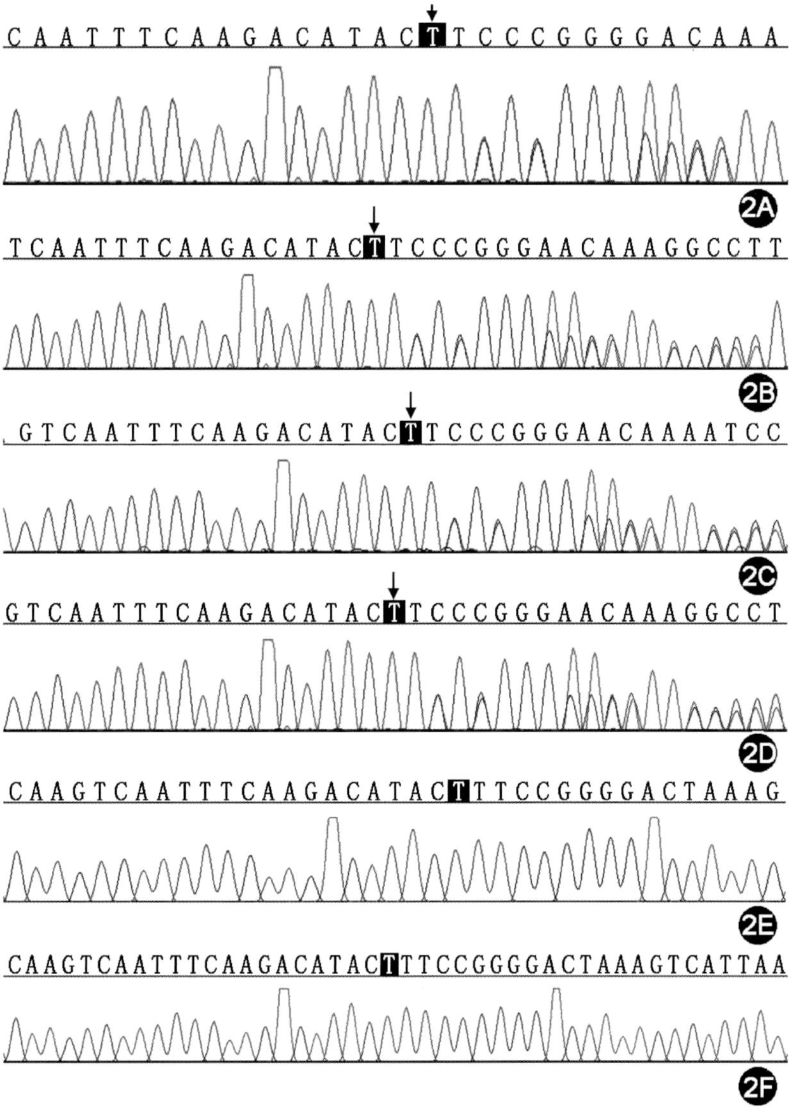

图 2-2（见书后彩图）　家系中 6 名成员 *LGI1* 基因测序图。图中黑色箭头所指处，患者Ⅰ2、Ⅱ2、Ⅱ3、Ⅲ1 的 *LGI1* 基因出现 1 个 T 碱基缺失，Ⅰ1 和Ⅲ2 的对应位点未发现变异。2A，成员Ⅰ2（患病）；2B，成员Ⅱ2（患病）；2C，成员Ⅱ3（患病）；2D，成员Ⅲ1（患病）；2E，成员Ⅰ1（正常）；2F，成员Ⅲ2（正常）

表 2-1　基因检测的临床应用

临床应用	注释
诊断性检测	来证实或排除已知或可疑的基因
预测性检测	用来预测未患病但具有家族史的个体患病的风险
产前诊断	用来证实或排除胎儿患病风险，属于一种特殊的预测
携带者检测	用来鉴定没有临床症状而又有基因突变的常染色体隐性遗传或 X 连锁遗传疾病的个体

在符合孟德尔遗传的特发性和症状性癫痫综合征中已发现和证实了很多致病基因（表 2-2）。鉴于癫痫遗传具有一定的复杂性，其临床情况、遗传学特点、个体、家系和社会情况

表 2-2　特发性癫痫综合征中已明确的基因

癫痫综合征	基因位点	基因名称	蛋白产物
1 岁以内起病的癫痫综合征			
良性家族性新生儿惊厥	20q13.3	*KCNQ2*	$K_{v7.2}$（K^+通道）
	8q24	*KCNQ3*	$K_{v7.3}$（K^+通道）
良性家族性新生儿婴儿惊厥	2q23-q24.3	*SCN2A*	$Na_{v1.2}$（Na^+通道）
大田原综合征	9q34.1	*STXBP1*	突触结合蛋白 1
	Xp22.13	*ARX*	Arx 蛋白
早发性痉挛	Xp22	*STK9/CDKL5*	细胞周期依赖性蛋白激酶 -5
X 连锁婴儿痉挛	Xp22.13	*ARX*	Arx 蛋白
伴有显著热性惊厥的综合征			
Dravet 综合征	2q24	*SCN1A*	$Na_{v1.1}$（Na^+通道）
遗传性（全面性）癫痫伴热性惊厥附加症	2q24	*SCN1A*	$Na_{v1.1}$（Na^+通道）
	19q13.1	*SCN1B*	β_1 亚单位（Na^+通道）
	5q34	*GABRG2*	γ_2 亚单位（$GABA_A$ 受体）
伴热性惊厥的儿童失神癫痫	5q34	*GABRG2*	γ_2 亚单位（$GABA_A$ 受体）
限于女性的癫痫伴智力低下	Xq22	*PCDH19*	原钙黏蛋白
特发性全面性癫痫			
早发性失神癫痫	1p35-p31.1	*SLC2A1*	葡萄糖转运蛋白 1
青少年肌阵挛癫痫	5q34-q35	*GABRA1*	α_1 亚单位（$GABA_A$ 受体）
	6p12-p11	*EFHC1*	EF 手型结构蛋白（EF hand motif protein）
局灶性癫痫			
常染色体显性遗传夜发性额叶癫痫	20q13.2-q13.3	*CHRNA4*	α_4 亚单位（nAChR）
	1q21	*CHRNB2*	β_2 亚单位（nAChR）
	8p21	*CHRNA2*	α_4 亚单位（nAChR）
常染色体显性遗传外侧颞叶癫痫	10q24	*LGI1*	LRR 类蛋白质
癫痫伴其他发作性疾病			
全面性癫痫和发作性运动障碍	10q22	*KCNMA1*	$K_{ca1.1}$（K^+通道）
癫痫伴运动诱发的发作性运动障碍	1p35-p31.3	*SLC2A1*	葡萄糖转运蛋白 1
失神癫痫和发作性共济失调	19p13	*CACNA1A*	$Ca_{v2.1}$（Ca^{2+} 通道）
局灶性癫痫和发作性共济失调	12p13	*KCNA1*	$K_{v1.1}$（K^+通道）
家族性偏头痛和癫痫	1q21-23	*ATP1A2*	Na^+-K^+-ATP 酶

都不一样，倘若要在所有这些癫痫患者中，都建议进行基因检测是非常困难的。此外，基因研究速度如此之快，以致在任何时间点上给出的建议都会因新信息的出现而改变。因此，在面对一个可能存在遗传特征的癫痫患者或癫痫患者集中出现的家系时，就有必要结合其个体的临床特征，适当缩小基因检测的范围，以期做到更加合理有效地利用有限的临床资源。

常染色体显性遗传颞叶外侧癫痫

Ottman 等于 1995 年首次描述了一个伴听觉特征的常染色体显性遗传部分性癫痫（autosomal dominant partial epilepsy with auditory features，ADPEAF）家系，随后，不同研究报告了几个具有类似临床特征的家系（Brodtkorb 等，2002 年；Michelucci 等，2000 年；Poza 等，1999 年；Winawer 等，2002 年）。2010 年，Kawamata 等报道了第一个罹患常染色体显性遗传颞叶外侧癫痫（autosomal dominant lateral temporal lobe epilepsy，ADLTE）的亚洲人种家系。2014 年，Lee 等报道了第一个经基因检测确诊的 ADLTE 韩国家系。由于在大部分已报道的家系中，患者伴有起源于颞叶外侧的发作性失语症及听觉症状，因此 ADLTE 似乎更适合来描述此类患者。

1. 遗传特征

Kalachikov 等最早通过对 5 个 ADPEAF 家系进行关联分析，将其共同的致病基因定位到富亮氨酸胶质瘤失活蛋白 1（leucine-rich glioma-inactivated 1，LGI1）基因，其外显率约为 71%。后续研究证实在不同人群 ADLTE 患者中均存在 *LGI1* 基因突变。到目前为止，学界已经描述了 22 个癫痫家系中 25 个不同的 *LGI1* 基因突变。在这些已经确认的 25 个 *LGI1* 基因突变中，24 个突变来自于 ADLTE 家系，1 个来自于非家系的散发病例。

在 137 例患者中有 92 例（67%）出现听觉癫痫，24 例（18%）出现失语症，19 例（14%）出现视觉发作症状。在一些患者中，也有其他颞叶先兆的报道。导致不同发作性症状的机制目前尚不清楚。值得注意的是，有 2 个居住位置较远的家系基因存在同氨基酸易位（C46R），其成员中失语症尤为常见。

ADLTE 患者的 *LGI1* 基因多为点突变，但也有报道存在基因片段缺失或基因微重排；引起典型 ADLTE 症状的突变多位于富含亮氨酸重复序列（leucine-rich repeats，LRR）结构域（第 3 ～ 5 个显子）。ADLTE 患者 *LGI1* 突变报道最多的是白种人，但也仅占家系患者的不足 50%，散发患者的阳性率更低，这表明 ADLTE 是一种遗传异质性的疾病，而这种异质性在非白种人群中则更明显——目前亚洲患者中仅日本、韩国有少数 *LGI1* 基因突变阳性家系报道，总体而言，亚裔患者中 *LGI1* 基因突变检出率很低，这提示亚裔患者存在其他致病基因的可能性，但目前为止尚未有亚洲患者其他致病基因的相关报道。ADLTE 相关的 *LGI1* 基因突变在家系及散发患者中均有报道。突变类型包括错义突变、无义突变、移码突变等，多数为点突变，少数情况下可有大片段缺失及拷贝数变异（copy number variation，CNV）。由于病例数不足，目前对基因型-临床表型的关系还缺少进一步的研究报道。

LGI1 基因突变的结果可以归为两类：其一是出现终止密码子而导致蛋白质的翻译受阻，形成截短蛋白（truncated protein），它们可以和正常合成的蛋白质竞争结合位点，或是表现出相反的功能活性；其二是由于三联密码子的改变而在翻译过程中结合不同的氨基酸，最终形成错义的蛋白质。

根据突变部位可分为以下几种类型：

（1）信号肽区域的突变。Pizzuti 等在 2002 年报道了 1 号外显子第 26 位三联密码子上第二个碱基 T 突变为 C，从而使信号肽内部疏水区的亮氨酸换成精氨酸（L26R）。这一突变结果使膜疏水区的 α 螺旋展开，引起蛋白质到内质网进行修饰的过程缺陷，蛋白质修饰成熟受到影响，装配和表达减少，即参与细胞正常调节作用的功能性蛋白质数量减少。

（2）LRR 的突变。LRR 是一种重要的蛋白质相互联系结构，在信号传导途径中发挥重要作用，长度为 20 ～ 29 个氨基酸残基大小。目前已经报道的 LRR 的基因替换突变包括：3 号外显子上 553 位单核苷酸 C 突变为 A，导致第 110 位的丙氨酸转换为天冬氨酸（A110D）；5 号外显子上位于第三个 LRR 重复序列的单核苷酸突变（C435G），导致第 145 位的丝氨酸替代成为精氨酸；另一个有特色的突变位点是第 461 位核苷酸 T 突变为 C，引起第 154 位的亮氨酸转变为脯氨酸，Pisano 等认为这一突变减弱了左半球颞叶外侧的神经网络处理声源性信息的进程。此外，据报道位于这一区域的突变还有 3 号外显子上单核苷酸的缺失 329delC，3 号与 4 号外显子之间 IVS3（ – 3）C 转换为 A，以及 6 号外显子上 853delC，这些突变通过导致截短蛋白引起癫痫发作。

（3）N 端和 C 端富含半胱氨酸区域的突变。Gu 等在 2002 年报道了一个挪威 ADLTE 家系，其突变位点主要位于 LRR 的 N 端富含半胱氨酸（N-Cys）区域，第 2 个半胱氨酸被精氨酸取代（C46R）。后来在一个意大利家系中又发现同样的突变。Ottaman 等于 2004 年报道了另外一个类似的突变，发生在 1 号外显子，也是在 N-Cys 区域，半胱氨酸被精氨酸取代（C42R），它离 C46R 只相差 4 个氨基酸位点。除了 N-Cys 区域外，LRR 的 C 端同样存在一个富含半胱氨酸（C-Cys）区域。Michelucci 等在 2003 年报道了一个位于 C-Cys 区域的突变，它导致第 200 位的半胱氨酸为精氨酸（C200R）所取代。

（4）C 端的突变。C 端的基因突变包括单核苷酸的缺失（758delC、1050-105l delCA）、插入（1639insA）和替换（S473L）等，形成截短蛋白或错义蛋白。值得一提的是，位于 7 号外显子上 717 位 A 转变为 C，由于碱基的简并性，它没有引起 239 位氨基酸的突变。

2. 发病机制

LGI1 基因位于染色体 10q23.33，全长 39.6kb，包含 8 个外显子，其编码的蛋白质相对分子量为 63 000，是一种富含亮氨酸重复序列的分泌蛋白。这种 *LGI1* 编码的结构包括一个 5' 端信号肽；中间是 3 个富含亮氨酸重复序列（LRR）的功能区，它两端分别连接了富含半胱氨酸的重复序列，一个位于 N 端，另一个位于 C 端；3' 端包括了 7 个前后排列的重复序列。这种结构提示 *LGI1* 编码的蛋白质包括了含有 LRR 的细胞核外结构、跨膜结构和细胞核内结构。

LGI1 基因所编码的 LGI1 蛋白为非离子通道蛋白。人类全长 LGI1 蛋白主要在脑组织神经元细胞膜表面表达，在脊髓中也有少量表达，其中表达量最高的是在颞叶脑区，包括海马及颞叶新皮质。LGI1 蛋白可能参与中枢神经系统的发育过程，尤其是突触成熟过程。在大脑发育过程中，LGI1 的表达水平可能对神经元细胞的存活很重要，因此，*LGI1* 基因突变可能导致颞叶皮质的细微结构异常，引起 ADLTE/ADPEAF 的癫痫放电。LGI1 蛋白通过在神经元突触后膜与其配体神经元特异性膜蛋白 ADAM22 结合形成蛋白复合物，参与谷氨酸 -AMPA 神经传递；也可通过参与电压门控钾离子通道亚单位 $K_{v1.1}$ 相关蛋白复合体的组成，发挥选择性阻碍 N- 型钙离子通道激活的作用。*LGI1* 基因突变可能导致离子通道快速失活的功能丧失，从而使癫痫易感性增加，这可能是 *LGI1* 基因突变引起癫痫发作的机制之一。

目前已知的所有含 LRR 的蛋白质似乎都与配体结合相关或蛋白质之间相互作用有关，至少有一半参与信号传导通路，所以 *LGI1* 编码的蛋白质很可能是 LRR 超家族中的一种黏附蛋白或蛋白受体。尽管 LRR 在 LGI1 中的总体功能尚不是很清楚，但是，在这个高度保守序列区域的突变大多导致疾病的发生，提示这个区域在正常功能的维持和 ADLTE 的发病中起到重要的作用，推测可能与影响信号传导通路有关。

完整 LRR 两端连接着富含半胱氨酸的氨基酸序列，即富含半胱氨酸的 N 端和 C 端结构，这在所有含 LRR 的细胞外蛋白质中都可以找到，似乎这种富含半胱氨酸的区域和 LRR 共同起作用，拥有这种完整结构的蛋白质才有功能活性。这些半胱氨酸之间通过二硫键桥联形成一种特定的空间结构，突变可以导致桥联的减少，从而引起配体和蛋白受体结合减少。这些高度保守的半胱氨酸序列是一种重要的结构和功能区域，也是突变位点研究的热点区域。目前尚不能完全明确位于这个区域的突变 C46R 和 C42R 之间是否存在相关性，所有发现 C46R 的家系都存在感觉性失语，这是此突变的一个重要表型，而 C42R 突变的患者也表现为癫痫发作时对语言理解力的下降，这些证据提示这两个突变位点可能有相同的功能，可能与蛋白质空间结构的完整性受到破坏有关。

在 *LGI1* 基因突变的大鼠模型中，突变型 LGI1 蛋白不能和 ADAM22 结合，并表现出蛋白不稳定性和（或）不能正常分泌的特性，提示功能缺失可能是基因突变的致病机制之一。同理，在 *LGI1* 基因敲除鼠体内可见抑制性神经元中 AMPA 受体功能下降，突触兴奋性增加。敲除 *LGI1*、*ADAM22*、*ADAM23* 或 *Kv1* 基因的鼠模型可见严重癫痫表现和早期死亡。由此可见这些蛋白质在基因和功能上的相关性。LGI1 还可能通过上调体内突触前 $K_{v1.1}$ 钾通道活性，减少突触前释放，从而影响神经传递，该作用机制可能与患者癫痫发病相关。

3. 临床表现

ADLTE 是一种罕见的癫痫综合征，多数为家族性，也有少数散发病例报告。患者的首次癫痫发作时间多在青春期或成人早期，男女患病比例大致相同。多数患者发作期具有典型的听觉症状，多为简单声音幻觉，有时可以有复杂的声幻觉或眩晕，一部分患者还可以有视觉症状、失语等症状，一些患者的发作能被听觉刺激所诱发，这些都提示发作可能起源于颞叶外侧或与其相关的新皮质，但研究发现约 10% 的患者也可能出现颞叶内侧症状，如似曾相识感、恐惧、发作期的精神症状甚至典型的复杂部分性发作。目前认为 ADLTE 是一种良性的癫痫综合征，发作类型以简单性或复杂性癫痫较常见，也可有继发性全面性强直-阵挛发作；还有一些患者表现为全面性强直-阵挛发作，其发作次数往往较少。这种类型的癫痫对抗癫痫药物的反应较好，小剂量的卡马西平、苯巴比妥或苯妥英钠治疗相当有效，但易于复发。

癫痫发作的诱因问题只在 12 个家系的描述中有所涉及，其中 7 个家系成员中 27% 的患者在突发声音的诱发下可能引起癫痫发作。免疫组化实验表明，LGI1 蛋白存在于颞叶皮质。发作性听觉异常表明初级听觉皮质选择性受累，在一些患者中也表现为优势半球 Wernicke 区受累。

LGI1 突变引起癫痫的另一个显著特征是左侧脑电图（EEG）异常。Brodtkorb 等报道了 75 例癫痫患者的发作间期脑电图记录。在发作间期，仅有 15 例患者发现癫痫样脑电图改变，5 例表现为双侧或单侧异常，10 例表现为局灶性异常。9 例患者的局灶性癫痫样异常位于左颞叶。只有 1 例患者出现右侧局灶性癫痫样异常，然而，该患者随后的动态视频脑电图监测发现了伴有发作的左侧颞叶癫痫样异常。在最近一项关于 ADLTE 中言语诱发失语症

发作的视频脑电图研究中，癫痫发作在同一区域被证实。Kobayashi 等根据磁共振成像研究发现 18 例 ADLTE 患者中 10 例出现左颞叶外侧皮质发育异常，右侧未见异常。目前尚不清楚为什么 *LGI1* 突变主要表现在左颞侧，更详细的神经解剖学和组织学研究可能有助于理解这种有趣的偏侧化 ADLTE 的解剖学和功能基础。

4. 诊断

即使是在同一家系中，ADLTE/ADPEAF 的外显率也是相当不稳定的，在确诊家系中，有效外显率为 50% ～ 85%，通常表现在年轻人身上。病情的演变是相对良性的，标准抗癫痫药物通常能很好地控制癫痫发作，但停药后症状易复发是 ADLTE 的临床特征。

在大多数情况下，患者常规的脑 MRI 是正常的。Kobayashi 等在 2003 年提出在 ADLTE 患者中存在细微的颞叶外侧皮质异常，约 45% 的患者通过 MRI 检查发现左侧颞叶发育不正常，主要为外侧颞叶增大，脑回减少，甚至还可表现为类似脑膨出的改变。

脑电图经常显示轻微的颞部异常。已有脑电图显示，*LGI1* 突变相关的右利手 ADLTE 患者的左侧颞叶异常相当明显，近来还有听觉诱发电位的研究提示，这些患者左侧的 N1-P2 波幅明显减低。

由于 ADLTE/ADPEAF 的临床诊断主要基于听觉异常，而这一症状在这些患者或家庭中可能并不明显，因此检测 *LDI1* 基因突变对于 ADLTE 的诊断非常重要，尤其是在只有少数患者的家庭中。

有鉴于 *LGI1* 基因与 ADLTE 的关系，国际抗癫痫联盟（ILAE）于 2010 年推荐将 *LGI1* 列入 ADLTE 的遗传学检测项目。在大约 50% 的 ADLTE/ADPEAF 家族中能够发现 *LGI1* 突变。值得注意的是，没有明确的临床表现来区分 *LGI1* 突变的家族与无 *LGI1* 突变的家族。

已有多个报道描述了伴听觉特征的特发性部分性癫痫（idiopathic partial epilepsy with auditory features，IPEA）病例。与大多数家族性病例相似，这些患者存在伴有听觉症状的癫痫发作，常规 MRI 正常，预后相对良好，但无癫痫家族史。新发的 *LGI1* 突变约占散发性 IPEA 患者的 2%。尽管如此，仍然需要对新确诊的 IPEA 患者进行鉴定和筛选，以确定由 *LGI1* 突变所引起病例的精确比例，并用于遗传咨询。

5. *LGI1* 基因与胶质瘤

在针对颅内肿瘤的分子生物学研究中，人们发现在胶质瘤中，含有 *LGI1* 的染色体区域常表现为杂合性缺失。在大约 80% 的多形性胶质母细胞瘤（glioblastoma multiforme，GBM）患者中，可以识别出含 *LGI1* 的染色体区域重排或缺失，这表明该区域与 GBM 和其他恶性胶质瘤的发生及发展相关，这也验证了 *LGI1* 可能是一个肿瘤抑制基因的假设。Chernova 等的研究支持了“*LGI1* 作为肿瘤抑制基因”的假说，他们的研究结果显示在一些 GBM 细胞株和高级别间变性胶质瘤中，*LGI1* 表达缺失或几乎不能被 RT-PCR 检测到。

Besleaga 等用免疫组织化学方法检测 40 例肿瘤石蜡切片中的 LGI1 蛋白，并用抗血清 p1c258 对其进行免疫组化检测，结果表明 LGI1 表达水平与胶质瘤和 GBM 的恶性程度呈负相关。即使比较了相同恶性程度的肿瘤，表达 LGI1 的细胞数量也有明显的变化。在 GBM 中，未检测到表达 LGI1 的肿瘤细胞。

Kunapuli 等进行了基因重组实验，他们将 *LGI1* 转染到两个不显示 LGI1 内源性表达的胶质瘤细胞系中。LGI1 的表达显著降低了胶质瘤细胞的增殖和迁移能力。每隔 24 h 统计组织培养的细胞计数结果显示，在 *LGI1* 转染后肿瘤生长率显著降低。BD 基质细胞侵入试验显示，转染的胶质瘤细胞失去了自由迁移穿过基质细胞膜的能力。这些结果表明，LGI1 参与了细胞迁移和侵袭的细胞控制机制。

Kunapuli 等也提供了有关 LGI1 功能机制的解释。他们将 *LGI1* 转染至 T98G 和 A172 细胞株，观察它们的生长和迁移能力是否下降，并采用 Affimetrix 基因芯片分析比较转染前后的表达谱。他们发现与细胞外基质（ECM）相关的一些金属蛋白酶基因下调，尤其是 MMP1 和 MMP3，可能是由 LGI1 通过 ERK1/2 信号转导途径下调的。MMP1 和 MMP3 蛋白属于 Aatrix 金属蛋白酶家族，可以特异性分解 ECM 的主要成分，从而在许多生理和病理过程中发挥作用。在人脑胶质瘤中，MMP 水平升高与肿瘤细胞的侵袭性之间有很强的相关性；另外，有证据表明，MMP 也在大脑发育和神经元迁移过程中发挥作用。因此，用 *LGI1* 转染后 MMP 水平的下调可以解释在上述实验中观察到的胶质瘤细胞的迁移率和生长率降低，但并不一定意味着这是 LGI1 在成熟胶质瘤中所起的生理作用。

那么 ADLTE 家系因其 *LGI1* 基因发生突变，是否有更高的罹患胶质瘤的风险？考虑到 *LGI1* 在癫痫和神经胶质瘤中可能具有双重相关性，Gu 和 Brodtkorb 等研究了一个挪威 ADLTE 大家系 5 代成员的胶质瘤和其他恶性肿瘤共病的发生率。这个家系的 17 个成员检测到 *LGI1* 基因突变，其中相当一部分已经达到老年，神经胶质瘤和其他恶性肿瘤的发生率在这个家系中都不能确定。在已有的其他 ADLTE 家系也没有神经胶质瘤的报道，其中一个家系中只有一人患有未明确的脑瘤。流行病学研究显示，在携带 *LGI1* 基因突变的人群中，胶质瘤风险并没有增加。

6. 癫痫相关重复序列

LGI1 基因的特征之一是位于基因 C 端的癫痫相关重复序列（epilepsy-associated repeat，EAR）。EAR 首先在 *LGI1* 和 *LGI1* 基因家族的其他成员（如 *LGI2*、*LGI3* 和 *LGI4*）中被发现。EAR 序列的周期性约为 44 个氨基酸残基，根据蛋白质结构预测程序，可能由 4 个短 β 链组成，这些短 β 链间被非结构区阻断。除了 *LGI* 基因家族，这种重复序列仅出现在 *MASS1/VLGR1* 基因和人类基因 *TNEP1/TSPEAR* 中。

有趣的是，*MASS1/VLGR1* 也与癫痫表现型相关。在 Frings 小鼠模型中，*MASS1/VLGR1* 纯合子缺失已被证明可导致听力源性癫痫，敲除 *MASS1/VLGR1* 基因也会出现类似的听力源性癫痫发作。考虑到 *MASS1/VLGR1* 和 *LGI1* 共有的 7 个 EAR，且这两个基因与癫痫发病相关，提示 EAR 与 *MASS1/VLGR1* 导致癫痫的机制相关。在 Frings 小鼠中发现的 *MASS1/VLGR1* 缺失在 BUB/BNJ 近交系小鼠中也有发现，它们不仅表现为听力性癫痫，而且发展为一种与年龄相关的渐进性听力损失。在人类，最近在三个家族性和两个偶发的Ⅱ型 Usher 综合征病例中发现了 4 个 *MASS1/VLGR1* 基因截断。Ⅱ型 Usher 综合征是一种以先天性听力丧失和进行性色素性视网膜炎为特征的先天性隐性遗传疾病。考虑到 ADLTE 和 Frings 小鼠的听觉特征，提示不仅癫痫表现型，甚至听觉异常也可能与 *MASS1/VLGR1* 和 *LGI1* 突变有关。然而，听觉是一个涉及周围神经系统和中枢神经系统的非常复杂的过程。有学者认为，Usher 综合征的听力缺陷是由耳蜗功能障碍引起的，而 ADLTE 的听觉异常和癫痫发作则被认为是皮质病变。进一步的研究必须证明，*LGI1* 突变相关癫痫的听觉特征与 BUB/BNJ 小鼠或Ⅱ型 Usher 综合征患者的听力损失之间是否存在真正的病因关系，以及 EAR 序列是否在其中起作用。

7. ADLTE 与 *RELN* 基因

RELN 基因是目前为止发现的第二个 ADLTE 的致病基因。2015 年 DAZZO 等对 40 个 *LGI1* 基因阴性的意大利 ADLTE 家系进行 SNP- 阵列连锁分析和 WES 分析，在 3 个家系

中发现了与疾病共分离的 *RELN* 基因错义突变，再对其他家系进行验证，又发现了另外 4 个 *RELN* 基因的错义突变，最终 *RELN* 基因错义突变见于该研究中约 17.5%（7/40）的家系。发生错义突变的位点多位于 Reelin 重复序列结构域，后者为 350 ～ 390 个氨基酸残基组成的串联重复结构，包含一个位于中心的表皮生长因子（EGF）或 EGF 样模块（EGF-like module）及侧翼的两个子重复序列，三者共同构成 Reelin 重复序列的马蹄样结构，与 Reelin 蛋白的功能密切相关。突变引起上述 Reelin 重复序列的空间结构异常，从而可能使肝细胞对 Reelin 蛋白的外分泌减少，引起患者血清中和脑细胞外 Reelin 蛋白含量降低。后续研究又对这 7 个 *RELN* 基因突变的 ADLTE 家系的 28 名患者进行了临床表型分析，发现患者发病的平均年龄为 20 岁，约 71% 患者出现局灶性发作，其中约三分之一有失语、视觉异常和其他不常见症状（眩晕或似曾相识感），约 8% 患者的发作可由环境噪声诱发，且绝大多数（96%）患者接受抗癫痫药物（antiepileptic drug，AED）治疗可以获得完全无发作或发作减少 50%，80% 的患者发作间期脑电图出现颞区的痫性放电，头颅 MRI 无显著异常。总体上 *RELN* 突变的患者临床表型与 *LGI1* 突变的患者表型无显著差异。

【诊疗体会】

本家系中仅先证者具有 ADLTE 的典型特点，表现为具有听觉特征先兆的单纯部分性发作，伴夜间继发性 GTCS，头颅 MRI 显示右侧海马轻度萎缩，服用 1 种抗癫痫药发作即可得到部分控制，上述特点和既往文献所报道的 ADLTE 特征相符。除先证者外，其余 3 例患病成员均无典型的 ADLTE 特征，而以继发性 GTCS 为主要表现，且具有夜间发作、成簇出现的特点。因此，尽管该基因在本家系中外显率高达 4/4，但 ADLTE 的典型临床表现仅占该家系发病成员中的少部分（1/4），如不借助遗传学检测手段，临床上很难与其他家系性局灶性癫痫相鉴别。

本家系中第一代患者Ⅰ 2 的父母分别于 73、77 岁正常死亡，生前均无癫痫等神经系统相关疾病，Ⅰ 2 的 4 个兄弟姐妹及其后代中均无癫痫病史。考虑到已报道的 *LGI1* 基因均为常染色体显性遗传，且在本家系中外显率达 4/4，故很可能Ⅰ 2 为 de novo 突变（新生突变），但由于父母血样已无法获得，无法进一步证实。

根据目前遗传研究结果，高加索人群 ADLTE 病例中高达 50% 与 *LGI1* 基因突变相关（不含 CNV），而日本、韩国和国内研究者在亚裔 ADLTE 人群中发现的 *LGI1* 基因突变病例远少于白种人。根据高加索人群 *LGI1* 的高突变率及既往报道体现的高度临床异质性，结合本研究结果，考虑可能的原因如下：

（1）亚洲人群可能存在一种与高加索人群不同的遗传学机制，但目前针对亚洲人群的几项研究均未对基因重排等结构性异常进行检测，而如前所述，*LGI1* 基因拷贝数变异（CNV）在 ADLTE 中的致病性已得到证实，因此针对亚洲人群可能需采用不同的研究策略。

（2）高加索人群中可能存在奠基者效应（founder effect），导致突变的基因型在人群中得以保留，这种奠基者效应在不少神经系统疾病的遗传学研究中已经得到广泛证实。此外由于 *LGI1* 基因突变的临床表型复杂多样，导致了非典型表现的患者可能被漏诊，并且目前所广泛应用的第 1 代测序技术存在不能有效进行大规模基因筛选和片段基因缺失检出等技术缺陷，均会对上述结果造成影响。

考虑到迄今为止发现的所有 25 个突变，似乎没有出现明显的基因型-表型相关性，尤其是 *LGI1* 基因的截断突变和错义突变患者之间没有明显的差异。为了可靠地关联基因型和表型，需要对更多的 *LGI1* 突变家系进行深入研究。

总体而言，ADLTE 是一种异质性很强的疾病，其临床表型和遗传背景都可能远比目前所知的更为复杂。因此，有必要提高对于新确诊癫痫患者进行深入遗传学研究的必要性，此举将有助于发现潜在的遗传性疾病，并对家族成员进行随访及遗传咨询。

参考文献

[1] Fanciulli M，Santulli L，Errichiello L，et al. LGI1 microdeletion in autosomal dominant lateral temporal epilepsy. Neurology，2012，78（17）：1299-1303.

[2] Fukata Y，Adesnik H，Iwanaga T，et al. Epilepsy-related ligand/receptor complex LGI1 and ADAM22 regulate synaptic transmission. Science，2006，313（5794）：1792-1795.

[3] Fukata Y，Lovero KL，Iwanaga T，et al. Disruption of LGI1-linked synaptic complex causes abnormal synaptic transmission and epilepsy. Proc Natl Acad Sci USA，2010，107（8）：3799-3804.

[4] Kawamata J，Ikeda A，Fujita Y，et al. Mutations in LGI1 gene in Japanese families with autosomal dominant lateral temporal lobe epilepsy：the first report from Asian families. Epilepsia，2010，51（4）：690-693.

[5] Kegel L，Aunin E，Meijer D，et al. LGI proteins in the nervous system. ASN Neuro，2013，5（3）：167-181.

[6] Lee MK，Kim SW，Lee JH，et al. A newly discovered LGI1 mutation in Korean family with autosomal dominant lateraltemporal lobe epilepsy. Seizure，2014，23（1）：69-73.

[7] Magini P，Bisulli F，Baldassari S，et al. LGI1 microdeletions are not a frequent cause of partial epilepsy with auditory features（PEAF）. Epilepsy Res，2014，108（5）：972-977.

[8] Manna I，Mumoli L，Labate A，et al. Autosomal dominant lateral temporal epilepsy（ADLTE）：absence of chromosomal rearrangements in LGI1 gene. Epilepsy Res，2014，108（3）：597-599.

[9] Dazzo E，Santulli L，Posar A，et al. Autosomal dominant lateral temporal epilepsy（ADLTE）：novel structural and single-nucleotide LGI1 mutations in families with predominant visual auras. Epilepsy Res，2015，110：132-138.

[10] Fanciulli M，Santulli L，Errichiello L，et al. LGI1 microdeletion in autosomal dominant lateral temporal epilepsy. Neurology，2012，78：1299-1303.

[11] Bonaventura CD，Operto FF，Busolin G，et al. Low penetrance and effect on protein secretion of LGI1 mutations causing autosomaldominant lateral temporal epilepsy. Epilepsia，2011，52：1258-1264.

[12] Michelucci R，Pasini E，Malacrida S，et al. Low penetrance of autosomal dominant lateral temporal epilepsy in Italian families without LGI1 mutations. Epilepsia，2013，54：1288-1297.

[13] Dazzo E，Fanciulli M，Serioli E，et al. Heterozygousreelin mutations cause autosomal-dominant lateral temporal epilepsy. Am J Hum Genet，2015，96：992-1000.

[14] Boillot M，Huneau C，Marsan E，et al. Glutamatergic neuron-targeted loss of LGI1 epilepsy gene results in seizures. Brain，2014，137：2984-2996.

[15] Hong SE，Shugart YY，Huang DT，et al. Autosomal recessive lissencephaly with cerebellar hypoplasia is associated with human RELN mutations. Nat Genet，2000，26：93-96.

[16] Zaki M，Shehab M，El-Aleem AA，et al. Identification of a novel recessive RELN mutation using a

homozygous balanced reciprocal translocation. Am J Med Genet A，2007，143A：939-944.

[17] Gu W，Brodtkorb E，Piepoli T，et al. LGI1：a gene involved in epileptogenesis and glioma progression? Neurogenetics（Heidelberg），2005，6（2）：59-66.

[18] D'Arcangelo G. Reelin in the years：controlling neuronal migration and maturation in the mammalian brain. Adv Neurosci，2014，2014：19.

[19] Kim GH，Kim JY，Byeon JH，et al. Attention deficit hyperactivity disorder in epileptic children. J Korean Med Sci，2012，27（10）：1229-1232.

[20] Franke B，Faraone SV，Asherson P，et al. The genetics of attention deficit/hyperactivity disorder in adults，a review. Mol Psychiatry，2012，17（10）：960087.

[21] Kunapuli P，Chitta KS，Cowell JK. Suppression of the cell proliferation and invasion phenotypes in glioma cells by the LGI1 gene. Oncogene，2003，22：3985-3991.

[22] Kunapuli P，Kasyapa CS，Hawthorn L，et al. LGI1，a putative tumor metastasis suppressor gene，controls in vitro invasiveness and expression of matrix metalloproteinases in glioma cells through the Erk1/2 pathway. J Biol Chem，2004，279：23151-23157.

[23] Heiman GA，Kamberakis K，Gill R，et al. Evaluation of depression risk in LGI1 mutation carriers. Epilepsia Sep，2010，51（9）：1685-1690.

第 3 章　Charcot-Marie-Tooth 病

病例 3

【主诉】

患者，男，26 岁，行走不稳 6 年。

【现病史】

患者 6 年前（20 岁）出现双下肢无力，表现为不能以足跟站立，不能快跑，但走平路不受影响，不伴明显腰痛及肢体麻木，无言语不清，无视物不清，无二便障碍，未行系统诊治，近年自觉下肢无力加重，为进一步诊治收入院。

【既往史及个人史】

足月顺产，发育正常。

【家族史】

外祖父在 30 岁左右出现双手肌肉萎缩及下肢无力，不伴肢体麻木，目前仍能独立行走。

【查体】

发育正常，正力体型，周身毛发分布正常。右上肢血压 130/76 mmHg，左上肢血压 135/80 mmHg。双肺呼吸音清，未闻及干湿性啰音；心律齐，未闻及瓣膜杂音；全腹柔软，无压痛及反跳痛，肝脾肋下未触及；双下肢无水肿。

【神经系统专科查体】

- 精神智能状态：意识清楚，查体配合，时间、地点、人物定向力正常，记忆力、计算力正常。
- 脑神经

（1）Ⅰ：未查。

（2）Ⅱ：双眼视力、视野正常，眼底视盘边界清楚。

（3）Ⅲ、Ⅳ、Ⅵ：双侧瞳孔等大等圆，直径 3 mm，双侧瞳孔直接及间接对光反射灵敏，眼球各向运动充分，未引出眼震。

（4）Ⅴ：双侧面部针刺觉对称，双侧角膜反射正常引出，下颌反射未引出。

（5）Ⅶ：双侧咀嚼对称有力。双侧额纹、面纹对称，闭目及示齿有力。

（6）Ⅷ：双耳粗测听力可，Weber 征居中，Rinne 试验双侧气导＞骨导。

（7）Ⅸ、Ⅹ：腭垂居中，双侧软腭抬举正常对称，双侧咽反射存在。

（8）Ⅺ：双侧转颈、耸肩对称有力。

（9）Ⅻ：伸舌居中，未见舌肌萎缩、纤颤。

- 运动系统：右侧大鱼际肌欠饱满，双侧胫骨前肌轻–中度萎缩，肌张力正常，双手骨间肌肌力 5 级，双侧胫骨前肌肌力 4 级，腓肠肌肌力 5 级。

（1）共济运动：双侧轮替动作、跟膝胫试验正常，Romberg 征阴性。

（2）步态：步态正常。

- 反射：四肢腱反射正常对称。双侧掌颌反射阴性，双侧 Hoffmann 征阴性。双侧巴宾斯基征阴性。
- 感觉系统：双侧深浅感觉、皮质感觉正常。
- 脑膜刺激征：阴性。

【辅助检查】

1. 实验室检查

血常规、生化全项、免疫全套、补体、血液系统、肿瘤标志物、便常规＋潜血、甲状腺功能、凝血四项未见异常。

2. 纯音测听

患者纯音测听正常。

3. 肌电图

患者肌电图检查结果见表 3-1。

4. 影像学检查

头颅 MRI 显示胼胝体体部及压部稍长 T_2 信号影，边界模糊，弥散加权成像（DWI）高信号（图 3-1）。

【诊疗经过】

鉴于患者外祖父存在类似症状，我们考虑这一家系存在罹患遗传性疾病的可能，并将本患者确认为先证者，进一步展开针对遗传性疾病的相关检查。所幸患者外祖父在世，我们便对患者外祖父及患者母亲进行了较为详尽的神经系统查体。

先证者外祖父神经系统检查：神志清楚，言语流利，高级神经活动正常，脑神经检查大致正常。双手骨间肌轻度萎缩，第一骨间背侧肌中度萎缩，双侧胫骨前肌、腓肠肌中度萎缩，肌张力正常，双手骨间肌肌力 4 级，双下肢胫骨前肌肌力 3 级，共济运动正常，双侧脚踝以下短袜套样痛温觉减退，深感觉未见异常，双上肢腱反射阳性，双下肢膝腱反射消失，双侧巴宾斯基征阴性。

先证者母亲否认有肢体无力。神经系统检查：未见高弓足，四肢肌容积正常，未见明显肌肉萎缩，四肢肌力正常，全身感觉未见明显异常，四肢腱反射减弱，病理征未引出。

依据以上资料，我们绘制出患者家系图谱（图 3-2）。

基因测序：经知情同意，对先证者及其母亲、其外祖父进行基因检查。采集被检查者的外周静脉血 2 ml，经 EDTA 抗凝，采用 Flexi Gene DNA Kit 试剂盒提取基因组 DNA。选取包含 Charcot-Marie-Tooth 病、遗传痉挛性截瘫等疾病相关的 115 个基因，包括 CMT 常见的 *PMP22*、*MPZ* 及 *GJB1* 基因等，设计针对目标基因外显子及侧翼序列的靶向捕获探针（北京精准基因公司）。发现存在 *GJB1* 基因异常突变，参照文献设计引物及反应条件进行 PCR

表 3-1 患者肌电图检查结果

项目	检测值	该年龄段正常值低限
尺神经（感觉）		
波幅（μV）	2.4	7.1
速度（m/s）	37.4	47.4
正中神经（感觉）		
波幅（μV）	2.3	21.7
速度（m/s）	37.4	46.7
胫神经（感觉）		
波幅（μV）	未引出	
速度（m/s）		
腓总神经（感觉）	未引出	
腓浅神经（感觉）	未检查	
正中神经（运动）		
波幅（mV）	3.4	9
速度（m/s）	38.9	55
尺神经（运动）		
波幅（mV）	未检查	
速度（m/s）		
腓总神经		
波幅（mV）	未引出	
速度（m/s）		
胫神经（运动）	未引出	

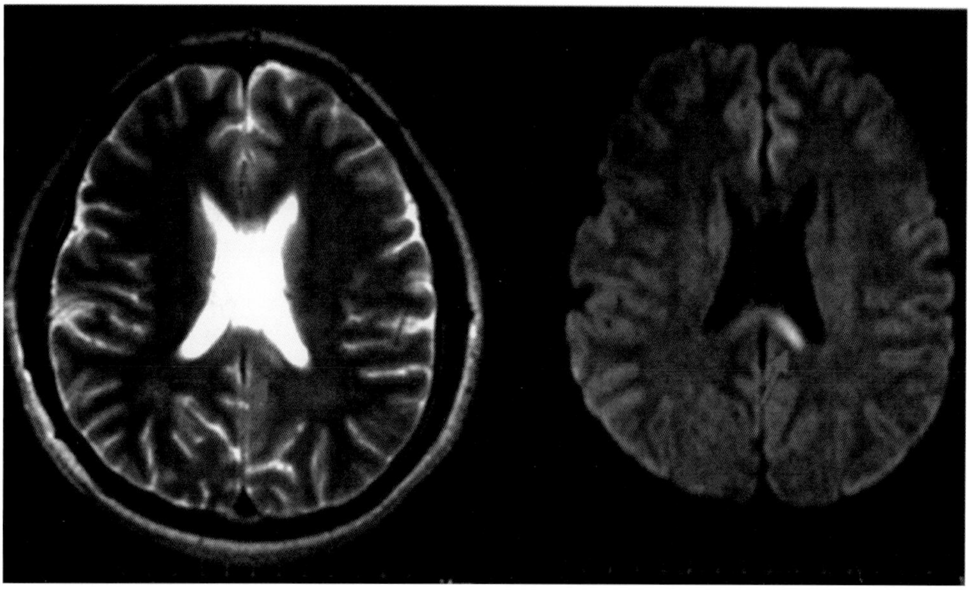

图 3-1 患者头颅 MRI。**A.** T_2WI 显示患者胼胝体异常信号（箭头示）；**B.** DWI 显示患者胼胝体病灶弥散受限（箭头示）

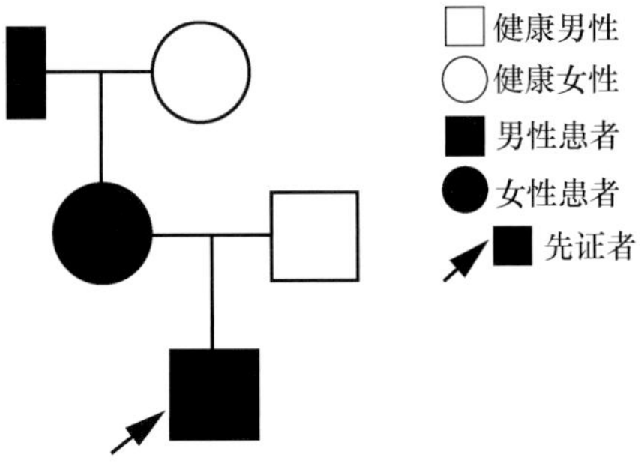

图 3-2 家系图谱

验证，PCR 产物在 1.5% 琼脂糖凝胶上电泳，并对 PCR 产物纯化，并进行 Sanger 测序分析。

基因测序结果：先证者在 *GJB1* 基因 425 位点存在鸟嘌呤–腺嘌呤的突变（G-A），导致相应的第 142 位氨基酸由精氨酸突变为谷氨酰胺（R142Q）。Sanger 测序进一步证实其外祖父携带相同突变，其母相应位点存在杂合突变（图 3-3）。

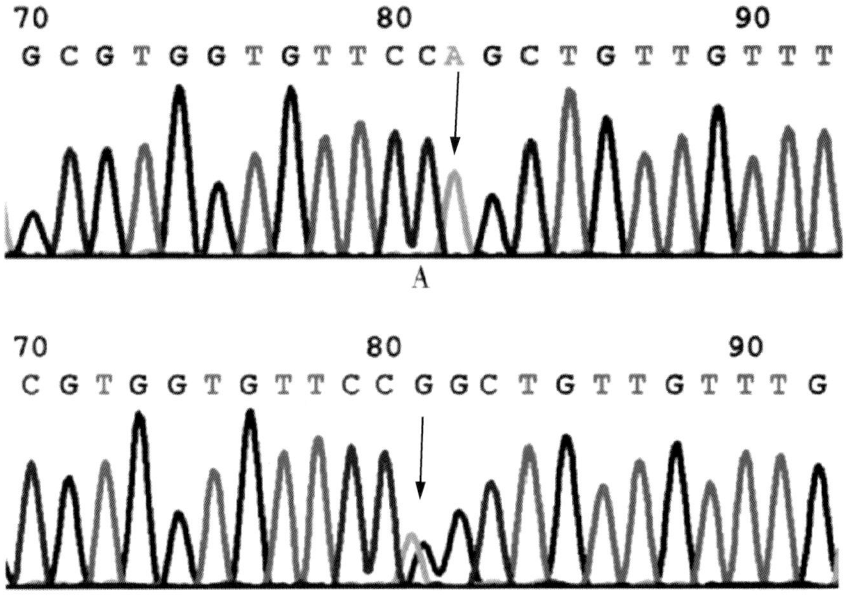

图 3-3（见书后彩图） **患者家系 *GJB1* 基因测序结果。A.** 先证者及外祖父均存在 425G-A 突变（箭头示）；**B.** 先证者母亲的结果显示相应位点存在杂合突变（箭头示）

【讨论】

Charcot-Marie-Tooth 病（Charcot-Marie-Tooth disease，CMT），又称为遗传性运动感觉神经病（hereditary motor and sensory neuropathy，HMSN），是周围神经系统较常见的遗传性疾病。CMT 的发病率为（10 ～ 30）/10 万。CMT 具有遗传异质性，多数在婴幼儿期起病，表现为走路姿势异常、肢体远端肌肉萎缩、双足畸形形成足下垂。

1886 年，法国的 Jean Martin Charcot、Piere Marie 和英国的 Howard Tooth 首次对患有该病的家族进行了描述，并称之为“家族性腓骨肌萎缩症”，后被命名为 Charcot-Marie-Tooth

病（CMT）。1968 年，Dyck 和 Lambert 首次通过电生理研究发现一些患者的神经传导速度（nerve conduction velocity，NCV）明显减慢，而另一些患者的 NCV 良好。1980 年，Harding 和 Thomas 发现，运动神经传导速度（motor nerve conduction velocity，MCV）显示双峰分布，从而提出介于 CMTl 型（MCV < 38 m/s）和 CMT2 型（MCV ≥ 38 m/s）之间的 CMT3 型。随着新的突变基因不断发现，CMT 的分类更加复杂，也为其诊断带来极大困难。

1. CMT 分类

根据临床遗传学特点，即常染色体显性（autosomal dominant，AD）、常染色体隐性（autosomal recessive，AR）、X- 连锁遗传、电生理或病理学发现（脱髓鞘、轴突病变）等，CMT 可分为 CMTl（脱髓鞘型）、CMT2（轴突病变型）、CMT3（中间型）、CMT4（隐性遗传型）、CMTX（X- 连锁显性或隐性遗传）、CMTDI 等 6 种类型。其中，CMTl、CMT2 多为 AD 遗传，CMT3 多为 X- 连锁或 AD 遗传，CMT4 多为 AR 遗传。CMTl 主要影响周围神经的髓鞘，故 CMTl 型最主要的电生理改变是 NCV 减慢；CMT2 主要由轴突本身病变所致，而髓鞘相对保存良好，故电生理特征为复合肌肉动作电位（compound muscle action potential，CMAP）和感觉神经动作电位（sensory nerve action potential，SNAP）的波幅明显减低，而 NCV 正常；CMT3 为髓鞘和轴突的复合损害，NCV 介于 CMTl 与 CMT2 之间；CMT4 以发病早和临床表现严重为特征。各类型又可根据分子生物学突变基因（致病基因）进一步分为若干亚型。

从 20 世纪 90 年代起，许多带有不同突变的基因与 CMT 的遗传分型联系起来，目前已发现至少 18 种 CMT 致病基因。2000—2002 年，人类基因组计划使多个 CMT 相关基因被迅速发现，包括 N-myc 下游调节基因 1（*NDRG1*）、肌管相关蛋白 -2 基因（*MTMR2*）、periaxin（*PRX*）、神经丝轻链基因（*NEFL*）、驱动蛋白 1B 基因（*KIF1B*）和巨轴突蛋白基因（*GAN*），除此之外，尚有许多未知的 CMT 位点突变形式有待确定。

分子遗传学研究显示，CMT 的主要分型中有 3 种基因在常染色体显性遗传的 CMTl 中发挥作用：位于 17p11.2 的周围神经髓鞘蛋白 22 基因（*PMP22*）、位于 1q22 的髓鞘糖蛋白零基因（*MPZ*/*Po*）和位于 10q21.1-q22.1 的早期生长应答蛋白基因 -2（*EGR2*/*Krox2o*）。*PMP22* 基因编码一种周围神经系统髓鞘致密部分的内在膜蛋白，该基因发生重复突变是导致 CMTlA 的最常见因素，此外，偶有发生点突变而引发 CMTlA 的病例。*PMP22* 基因缺失会导致遗传性压力易感性神经病（hereditary neuropathy with liability to pressure palsies，HNPP）。*MPZ* 基因所发生的点突变既可以引起 CMT1B，也可以引起 CMT2。发生点突变后引发 CMTlC 的 *LITAF* 基因有时也称为 *SIMPLE* 基因，位于 16p13.1-12.3。导致 CMT1D 的 *EGR2* 基因亦发生点突变。*PMP22* 基因重复突变、*MPZ* 基因和 *EGR2* 基因点突变均可引起 Dejerine-Sottas 综合征，也就是 CMT3，一种在婴幼儿期起病的严重的脱髓鞘型神经病变。*PMP22* 基因重复突变和 *EGR2* 基因点突变还可导致先天性髓鞘不良神经疾病。

CMT2 通常在成年发病，少数在 20 岁之前发病，其发病率比 CMT1 低。由于所涉及的基因及突变形式不同，CMT2 也有许多亚型：CMT2A 的致病基因是位于染色体 1p35-36 区的驱动蛋白编码基因 *KIF1B*；CMT2B 的致病基因 *RAB7* 定位于 3ql3-22，编码 Ras 相关蛋白 7；CMT2C 的致病基因定位于 12q24.13，但其遗传缺陷的性质不清；CMT2D 的致病基因 *GARS* 定位于 7p14，编码一种 tRNA 合成酶；导致 CMT2E 的神经丝轻链基因 *NEFL* 则定位于 8p2l；Oleg 等报道编码热休克蛋白 B1（HSPB1，也称为 HSP27）的基因所发生的错义突变可以导致 CMT2F；Nelis 等报道了一个新的 CMT2 亚型——CMT2G，根据连锁分析将致病基因定位于 12q12-13.3，但基因未知。

CMT3 是在幼年期发病的严重的脱髓鞘型神经病变，表现为近端肢体及躯干的肌无力现象并伴有明显的感觉减退。尤其需要注意的是，这是 CMT 中唯一在早期丧失指关节位置觉的分型。与 CMTl 相似，CMT3A 与 17 号染色体上的 *PMP22* 基因相关，CMT3B 与 1 号染色体上的 *Po* 基因相关，CMT3C 与 10 号染色体上的 *EGR2* 基因相关。

2. 临床表现

CMT 是常见的遗传性周围神经病，大部分患者在 10 岁前发病，少数患者在成年发病，病程进展缓慢。CMT 的临床表现具有一些相似之处，如患者四肢远端肌肉萎缩无力，走路呈跨阈步态，出现垂足，部分患者可伴有远端感觉减退或缺失、骨骼畸形、腱反射减弱或缺失。肌萎缩首先从患者的足内肌肉开始，然后依次累及小腿肌肉、大腿下 1/3 肌肉及手部肌肉，最后影响前臂肌肉，行走困难是患者的最初表现。四肢近端肌肉萎缩在 CMT 患者中较为少见，仅出现在一些症状较重的患者中。约 66% 的 CMT 患者会出现骨骼畸形，在 CMTl 患者中骨骼畸形率高达 70% ～ 95%。早期发病的 CMT 患者最常见的骨骼畸形是弓形足伴鼓槌趾。少数患者可先出现扁平足，然后转变为弓形足。弓形足形成的原因并不清楚，有学者推测可能与疾病早期足内侧肌肉与小腿肌肉萎缩不平衡有关。手部骨骼畸形使患者呈现“鹰爪手”。晚期发病的 CMT 患者往往无足部骨骼畸形。脊椎侧弯在 CMT 患者中较少见。由于导致 CMT 的致病基因编码的蛋白质多为髓鞘结构蛋白、间隙连接形成蛋白、细胞骨架组成蛋白、酶及转录因子等，这些蛋白质失去功能后首先会影响髓鞘结构，进而导致轴突变性。轴突变性是长度依赖性病变，神经纤维越长，轴突变性越严重，因此，四肢远端神经纤维最先出现变性或脱髓鞘。患者腓骨肌萎缩最为典型，腿呈现“鹤腿”或倒立的香槟酒瓶状。患者感觉缺失也是首先累及足部，再向小腿延伸，然后累及手部。下肢比上肢更易出现触觉、痛觉和振动觉缺失，位置觉较少受损。深部腱反射减弱或缺失在脱髓鞘型 CMT 患者中较常见，腱反射减弱或缺失的模式呈现神经纤维长度依赖性。

其他常见的症状和体征包括肌肉痛性痉挛（多发生在足部和腿部）、双足发冷、发绀和过度角质化等。发病极早的病例可导致肌张力低下（软婴综合征）、运动发育迟缓、踮脚走路。

3. 肌电图和病理改变

（1）肌电图改变：国内外学者一致认为，神经传导速度（NCV）的测定是 CMT 分型最可靠而易行的手段。CMT1 型（ 脱髓鞘型）感觉神经传导速度（sensory nerve conduction velocity，SCV）从正常的 50 m/s 减慢至 38 m/s 以下，肌电图可没有自发电位，运动单位电位的波幅和时限可以正常，但是数量明显减少。CMT2 型（ 轴突型)，神经传导速度可为轻度减慢或正常（SCV ＞ 38 m/s），且神经传导速度减慢的程度和临床表现的严重程度并不平行，肌电图检测常可以出现自发电位，运动单位电位的波幅明显降低，时限明显增宽。两者的肌电图改变均可为神经源性损害，表现为插入电位的延长，出现纤颤电位、正相电位、巨大电位（4000 μV 以上）以及多相电位增多等。

（2）病理改变：CMT1 的周围神经改变主要是髓鞘脱失及施万细胞增生和修复，形成“洋葱头”样改变；CMT2 主要是轴突变性，但无明显的脱髓鞘改变。肌活检两型均显示神经源性肌萎缩，但 CMT1 肌纤维呈角形萎缩，散在或小群分布，CMT2 萎缩肌纤维呈群分布，并见代偿性的圆形肥大肌纤维。CMTX 可见大量的有髓纤维、再生纤维和少量洋葱球形成。CMTDI 可见大直径有髓神经轴突丢失，偶有洋葱球形成。CMT4A 可见厚髓纤维和洋葱球形成，无异常的髓鞘折叠；CMT4B1 与 CMT4B2 显示髓鞘过长，呈不规则的灶性折叠；CMT4C 显示脱髓鞘和无髓神经轴突周围的基膜增厚，经典的洋葱球形成相对少见，大的施万细胞胞质增加，巨轴突也可见；CMT4D 可表现为洋葱球形成、严重的轴突丢失和轴突内包涵体；CMT4F 显示有髓神经纤维严重丢失，大量洋葱球形成，偶见髓鞘向外折叠。

4. 诊断

由于 CMT 是一个慢性疾病，亚型较多，因此给诊断造成一定困难。传统的诊断方法仅以患者的临床表现为主要依据，缺乏相关的分子水平诊断，因此难以有效区分 CMT 不同亚型，随着分子生物学及相关技术的发展，这些问题正在逐渐得到解决。目前对于 CMT 的诊断，除观察临床表现外，还同时结合电生理检查、病理研究、遗传分析、DNA 检测等方法，以确定 CMT 的病因和分型。

首先根据电生理检查结果，初步将患者分入 CMT1、CMT2 和中间型 CMT 三类，之后根据患者的家系分析确定其遗传方式，进一步行基因筛查。CMT 的分子水平诊断流程见表 3-2。

表 3-2　CMT 的分子诊断流程

电生理检查分型	遗传方式分型	筛查项目
CMT1	常染色体显性遗传	*PMP22* 大片段重复突变检测 → *MPZ*、*PMP22* 点突变检测 → *SIMPLE*、*EGR2*、*NFL* 基因突变检测
	常染色体隐性遗传	*GDAP1* 基因突变检测 → *MTMR2*、*MTMRl3*、*NDRG1* 等 CMT4 基因突变检测
	X 连锁	*GJB1* 基因突变检测
	散发	*PMP22* 大片段重复突变检测 → *GJB1* 基因突变检测
中间型 CMT	常染色体显性遗传	*MPZ*、*NFL* 基因突变检测 → *DNM2*、*YARS* 基因突变检测
	常染色体隐性遗传	*GDAP1* 基因突变检测
	X 连锁	*GJB1* 基因突变检测
	散发	*GJB1* 基因突变检测 → *MPZ*、*NFL*、*GDAP1* 基因突变检测 → *DNM2*、*YARS* 基因突变检测
CMT2	常染色体显性遗传	*MFN2* 基因突变检测 → *MPZ*、*NFL* 基因突变检测 → *HSPB1*、*HSPB8* 等基因突变检测
	常染色体隐性遗传	*GDAP1* 基因突变检测 → *LMNA*、*MED25* 基因突变检测
	X 连锁	*GJB1* 基因突变检测
	散发	*GJB1* 基因突变检测 → *MPZ*、*NFL*、*HSPB8* 基因突变检测

CMT 分子水平诊断流程需要特别注意以下问题。

（1）散发病例：CMT 散发病例并不少见，且常给准确的分子诊断带来困难。由于 CMT 具有高度的临床异质性，部分家系患者无明显临床症状或症状轻微，导致家系成员漏诊，因此对一级亲属进行详细的体格检查，必要时进行电生理检查，有助于明确家系内患者，获取准确的家族史和遗传方式。

（2）特异性的伴随症状：伴随症状如脑神经受累、声带麻痹、瞳孔异常改变、视神经萎缩、锥体束症状、上肢受累为主的肌无力和肌萎缩、严重的感觉障碍等，通常可为分子诊断提供重要线索。

（3）神经活检的价值：因神经活检的有创性，对大多数病例来说并非必不可少，但对某些病例来说仍具重要意义（如散发病例的鉴别诊断，或常见基因突变分析为阴性时需要病理检查提供诊断信息）。

5. 治疗

目前尚无逆转 CMT 病程的治疗方法，主要是对症支持治疗，包括康复治疗、外科矫形手术、药物治疗等，以最大限度恢复独立活动能力、提高生活质量，尽可能减少残疾的发生与发展。应根据患者年龄、骨骼畸形的类型和程度、肌力失衡的范围和程度，以及患者治疗期望值等因素制订治疗方案；此外，还应高度重视患者心理问题。上述综合治疗方案需要多学科协作。随着越来越多的致病基因及相关发病机制的逐步明确，特异性靶向治疗成为 CMT 治疗的发展方向，目前的研究重点在于制订基于发病机制的治疗策略，并已开展相关药物的基础与临床试验。

（1）药物治疗：黄体酮拮抗剂奥那司酮（Onapristone）可以减少由基因异常引起的 PMP22 蛋白过表达，改善 CMT 患者症状，但考虑到抗孕酮治疗的潜在不良效果，怀孕女性应慎重应用。最近的研究发现维生素 C 可能是一个理想的药物。研究表明在 CMT1A 大鼠模型中，用一定量维生素 C 治疗后，大鼠的运动功能明显改善而且寿命也显著增加，研究发现这是由于维生素 C 可以修复 CMT 受损的神经，同时可以抑制突变基因的表达。神经营养因子 -3（NT-3）主要由施万细胞表达，对周围神经系统的发育有重要作用。研究发现 NT-3 具有以下重要的生物学效应：使施万细胞数目增加、有髓纤维数目增加、神经纤维轴突骨架正常化。动物实验显示，NT-3 皮下或肌内注射可以促进小鼠神经再生，小鼠的运动功能、神经电生理学均显著改善。

（2）康复治疗：康复治疗在 CMT 疾病管理中占主导地位，以改善行走能力和生活质量为基本目标。运动锻炼是康复治疗的重要环节，包括耐力训练、力量训练和拉伸训练，以维持肌力、防止肌萎缩、改善运动功能。例如，耐力训练和力量训练以近端未受累肌肉为主，如膝关节屈伸、髋关节伸展和外展等，以增加行走过程中对远端肌无力的代偿。患者还可以利用适当的辅具（矫形器）以鼓励活动并提高安全性，同时嘱患者控制体重，避免肥胖增加运动负担。

（3）外科矫形手术：CMT 患者足部畸形是逐步进展的过程，儿童期和青春期患儿表现为柔性高弓内翻足畸形，随着年龄增长进展为固定畸形。早期以穿戴矫形鞋联合物理治疗为主，尽量避免外科手术；而对于足踝畸形致功能障碍严重的患者，可早期给予外科手术；已形成固定畸形或畸形严重的患者，应采取积极的外科手术治疗。手术治疗原则是纠正足部畸形，重建和平衡足踝肌力。由于持续进展的病程以及可能的骨关节病变，手术远期预后常不甚理想，术前应与患者及其家属充分沟通，告知手术效果可能随时间的推移而有所变化。不同的手术方法已被用于治疗骨骼畸形，包括单独或联合的软组织手术、截骨术、关节融合术等。15% ～ 25% 的 CMT 患者存在脊柱侧凸，在畸形非常严重的情况下患者也需要手术矫形治疗。

（4）其他治疗：疼痛是 CMT 的常见症状，主要是神经性疼痛，部分为骨关节疼痛。常用的神经病理性疼痛治疗药物难以缓解疼痛，运动训练和物理治疗可以使疼痛减轻。CMT 患者亦常出现疲劳感，临床研究显示，莫达非尼可以有效缓解疲劳感。CMT 患者还易出现焦虑和抑郁症状，必要的抗焦虑药和抗抑郁药可以减轻心理障碍对生活质量的影响。

值得注意的是，应避免使用导致周围神经毒性的药物，如甲硝唑、他汀类药物、核苷类似物、呋喃妥因，以及化疗药物如顺铂、奥沙利铂、长春新碱和紫杉醇衍生物等。

6. 疗效评价及预后判断

在过去数年中，人们一直在尝试确立一个具有良好信度和效度的测评系统，以对 CMT 患者进行疗效评价及预后判断。CMT 神经病学评分（CMT Neuropathy Score，CMTNS）与 CMT 儿科量表（CMT Pediatric Scale，CMTPedS）是分别用于成人和儿童的综合评测方法。Wang 及其同事在队列研究中对 CMTNS 进行了分析，总体上证明其更适合中重度患者，并建议对中轻度患者考虑其他测评系统。意大利研究机构对 168 名 CMT 患者进行了测评，其中作为步行能力和耐力测量的“6 分钟步行试验”获得了令人鼓舞的结果。

采用 Dixon 序列的定量肌肉磁共振成像在这一领域取得了重大进展，它能够预先精确可靠地测量腿部肌肉萎缩及去脂肪替代的程度。Morrow 等研究表明，在 19 名 CMT1A 患者中，去脂肪替代与临床损伤程度相关，是对 CMT 最有效的衡量标准。神经和肌肉组织的超声及磁共振检查提供了包括 CMT 在内的不同周围神经病变的精确影像学资料，不仅可用于诊断，也可用于后续研究。

7. X- 连锁 CMT（CMTX）

CMTX 患者占所有 CMT 的 7% ～ 15%，根据基因型可分为 6 型，其中 CMTXl 几乎占 CMTX 患者的 90%，由位于 X 染色体 13.1 的缝隙连接蛋白 β1（gap junction protein β1，GJBl）基因突变所致。CMTX 可以有 X- 连锁显性遗传（X-linked dominant，XD）和 X- 连锁隐性遗传（X-linked recessive，XR）两种形式，又以 XR 较为常见。

与常染色体遗传的 CMT 相比，CMTXl 患者的临床表型存在性别差异，男性更为严重，部分患者可以出现中枢神经系统受损表现。目前为止，关于 *GJB1* 基因有超过 400 个突变位点的报道。

（1）发病机制：*GJB1* 基因编码在细胞通讯中发挥作用的缝隙连接蛋白 1。缝隙连接蛋白是细胞间通道的组成成分，这些通道加快了营养物质及带有细胞间通讯信号的小分子的转运过程。*GJB1* 基因在肝、胰、肾和神经组织中都有表达。在神经组织中，缝隙连接蛋白 1 位于施万细胞的胞膜，并形成贯穿髓鞘的通道，允许外在的髓鞘层与内在的施万细胞之间进行有效的转运。

缝隙连接蛋白 l 由 283 个氨基酸残基组成，包括 4 个跨膜域、2 个胞外环、1 个胞内环，C 端和 N 端均位于胞内。已经发现的突变，包括错义突变、无义突变、缺失突变、插入突变和移码突变等多种类型。目前认为没有热点突变，基因型相同的患者可以存在较大的临床差异。

（2）临床表现：CMTX 患者可有典型的 CMT 症状，多数为儿童或青年起病，表现为缓慢进展的上、下肢远端肌肉（尤其是双下肢远端肌肉）进行性无力和萎缩，可呈典型的

“鹤腿”样畸形，伴有肢体远端轻至中度感觉障碍和腱反射减弱或消失，大多数患者存在足跟行走困难及步态紊乱，另外还可以出现垂足、弓形足、足趾呈屈曲状畸形及爪形手等不典型症状，半数有阳性家族遗传史。

除了上述典型症状外，CMTX 患者还有典型的性别差异特征，即男性受累的程度比女性重，几乎所有的男性患者起病年龄都＜ 20 岁。相关研究显示，男性患者和女性患者的比例为 8∶1，均表现为严重的肌萎缩、腱反射消失以及明显的步态紊乱，而且在其中一组家系，患者均为男性，女性仅为突变基因的携带者，没有任何临床表现。因此，受累男性的症状重于女性是 CMTX 诊断标准中重要的一点。

与文献报道一致，本家系女性患者在中年后仍无明显症状，男性症状较为明显，符合 X 连锁显性遗传的特点，受累女性明显轻于男性，无症状或仅存在轻微症状。本例 CMTX1 患者则在成年早期发病，6 年后独立行走能力尚好，无明显高弓足，肌肉萎缩的程度和范围均较轻；其外祖父在老年出现明显的肌肉萎缩和步态异常，但仍能独立行走。这也符合 CMTXl 患者发病年龄越晚、症状越轻的特点，整体病程进展缓慢。患者电生理检查符合遗传性周围神经病的特点，四肢均受累，具有长度依赖性，感觉神经电生理损害明显，即使患者无感觉症状。并且，电生理检查结果进一步证实脱髓鞘与轴突损伤并存，前臂神经传导速度为 30 ～ 40 m/s，介于 CMTl 型和 CMT2 型之间，具有中间型的特点。

CMTX 患者可能存在中枢神经系统受累表现，表现为急性短暂的神经功能损伤，影像学可以出现可复性的中枢神经系统白质病变。曾有文献报道 2 例患者在从事 8000 米高空滑翔及长途旅游后 3 天出现共济失调、构音困难和力弱，头颅 MRI 出现对称性、融合的、无增强的白质病变。2 例患者均在 2 ～ 3 周后神经系统症状消失，数月后头颅 MRI 病灶消失，表明 CMTX 患者具有发生急性短暂的神经功能缺损危险，主要原因是应激状态减少了少突胶质细胞和星形胶质细胞中功能连接通道的数量。CMTX 出现中枢神经系统损伤的诱因主要包括高空跳伞、感染等急性应激改变。本例患者存在胼胝体病变，在 DWI 序列病变更为突出，没有发现其存在短暂的中枢神经系统功能障碍，表明 CMTXl 患者中可以出现无症状性脑白质改变。

（3）治疗：虽然 CMTX 不是一种致命性疾病，但却是一种严重的致畸性疾病，所以对其治疗就显得尤为重要，目的是提高患者的生活质量。然而，在同一家庭中 CMTX 表现的严重程度很难预测，目前没有一种方法可以逆转或减慢 CMTX 的自然病程，其治疗也没有明显可靠的方法，主要以对症治疗、理疗及矫形手术为主。

近期研究显示，靶向治疗为 CMTX 患者提供了一种新的治疗可能。向敲除 *GJB1* 基因的小鼠鞘内注射细胞特异性 *MPZ* 基因启动子 *GJB1* 慢病毒载体（MPZ-GJBl），与对照组小鼠相比，经治疗的小鼠运动功能、股四头肌收缩及坐骨神经传导均得到改善，但这种方法是否也适用于 *GJB1* 错义突变尚有待确定。

【诊疗体会】

周围神经病是一组极为复杂的疾病，以炎性脱髓鞘性、遗传性、代谢性和中毒性周围神经病较为常见。CMTX 是常见的遗传性周围神经病，根据临床表现、阳性家族史、遗传方式和分子生物学检查结果等可以确诊 CMTX。因此临床医生在遇到慢性、进展性或无法解释的周围神经病时，须考虑到 CMTX 的可能性，尤其对无症状的亚临床患者在不能排除该病时，应进一步做神经电生理检查和 DNA 检测，以明确诊断。

了解致病基因及其突变，还可以进行产前基因诊断，利用绒毛或者羊水细胞进行基因诊断，在婴儿出生之前确诊有无疾病的发生，及时终止患病胎儿的出生。行之有效的基因诊断在确定临床诊断、指导优生优育、提高人口素质方面都是必不可少的，这一点是最有意义的方向。

参考文献

[1] Maggi G，Monti Bragadin M，Padua L，et al. Outcome measures and rehabilitation treatment in patients affected bv Charcot-Marie-Tooth neuropathy：a pilot study. Am J Phys Med Rehabil，2011，90：628-637.

[2] Shahrizaila N，Noto Y，Simon NG，et al. Quantitative muscle ultrasound as a biomarker in Charcot-Marie-Tooth neuropathy. Clin Neurophysiol，2017，128：227-232.

[3] Rossor AM，Liu CH，Petzold A，et al. Plasma neurofilament heavy chain is not a useful biomarker in Charcot-Marie-Tooth disease. Muscle Nerve，2016，53：972-975.

[4] Benoy V，Vanden Berghe P，Jarpe M，et al. Development of improved hdac6 inhibitors as pharmacological therapy for axonal Charcot-Marie-Tooth Disease. Neurotherapeutics，2017，14：417-428.

[5] Rosberg MR，Alvarez S，Krarup C，et al. An oral NaV1.8 blocker improves motor function in mice completely deficient of myelin protein P0. Neurosci Lett，2016，632：33-38.

[6] Lee JS，Chang EH，Koo OJ，et al. Pmp22 mutant allele-specific siRNA alleviates demyelinating neuropathic phenotype in vivo. Neurobiol Dis，2017，100：99-107.

[7] Pehlivan D，Beck CR，Okamoto Y，et al. The role of combined SNV and CNV & burden in patients with distal symmetric polyneuropathy. Genet Med，2016，18：443-451.

[8] Barreto LC，Oliveira FS，Nunes PS，et al. Epidemiologic study of Charcot-Marie-Tooth Disease：a systematic review. Neuroepidemiology，2016，46：157-165.

[9] Lefter S，Hardiman O，Ryan AM. A population-based epidemiologic study of adult neuromuscular disease in the Republic of Ireland. Neurology，2017，88：304-313.

[10] Fridman V，Bundy B，Reilly MM，et al. CMT subtypes and disease burden in patients enrolled in the Inherited Neuropathies Consortium natural history study：a cross-sectional analysis. J Neurol Neurosurg Psychiatry，2015，86：873-878.

[11] Rossor AM，Tomaselli PJ，Reilly MM. Recent advances in the genetic neuropathies. Curr Opin Neurol，2016，29：537-548.

[12] Kim JY，Woo SY，Hong YB，et al. HDAC6 inhibitors rescued the defective axonal mitochondrial movement in motor neurons derived from the induced pluripotent stem cells of peripheral neuropathy patients with HSPB1 muta-tion. Stem Cells Int，2016，2016：947-981.

[13] PazzagliaC，Camerota F，Germanotta M，et al. Efficacy of focal mechanic vibration treatment on balance in Charcot-Marie-Tooth 1A disease：a pilot study. J Neurol，2016，263：1434-1441.

[14] Cornett KM，Menezes MP，Bray P，et al. Phenotypic variability of childhood Charcot-Marie-Tooth Disease. JAMA Neurol，2016，73：645-651.

[15] Wang W，Guedj M，Bertrand V，et al. ARasch analysis of the Charcot-Marie-Tooth Neuropathy score（CMTNS）in a Cohort of Charcot-Marie-Tooth type 1A patients. P LoS One，2017，12：e0169878.

[16] Padua L，Pazzaglia C，Pareyson D，et al. Novel outcome measures for Charcot-Marie-Tooth disease：

validation and reliability of the 6-min walk test and StepWatch（TM）Activity Monitor and identification of the walking features related to higher quality of life. Eur J Neurol，2016，23：1343-1350.

[17] Morrow JM，Sinclair CD，Fischmann A，et al. MRI biomarker assessment of neuromuscular disease progression：a prospective observational cohort study. Lancet Neurol，2016，15：65-77.

[18] Sadjadi R，Reilly MM，Shy ME，et al. Psychometrics evaluation of Charcot-Marie-Tooth Neuropathy Score（CMTNSv2）second version，using Raschanalysis. J Peripher Nerv Syst，2014，19（3）：192-196.

[19] Lencioni T，Rabuffetti M，Piscosquito G，et al. Postural stabilization and balance assessment in Charcot-Marie-Tooth 1Asubjects.Gait Posture 2014，40（4）：481-486.

[20] Dematteis M，Pe'pin JL，Jeanmart M，et al. Charcot-Marie-Tooth disease and sleep apnoea syndrome：a family study. Lancet，2001，357（9252）：267-272.

[21] Mathis S，Magy L，Vallat JM. Therapeutic options in Charcot-Marie-Tooth diseases. Expert Rev Neurother，2015，15：355-366.

[22] Walsh M，Bell KM，Chong B，et al. Diagnostic and cost utility of whole exome sequencing in peripheral neuropathy. Ann ClinTransl Neurol，2017，4：318-325.

第 4 章　表现为少年帕金森综合征的遗传性痉挛性截瘫

病例 4

【主诉】

患者，男性，27 岁，肢体抖动、僵硬 14 年，加重伴运动迟缓 7 年。

【现病史】

患者 14 年前（13 岁时）逐渐出现右侧示指不自主抖动，静止时明显、紧张时加重、睡眠时消失，伴肢体僵硬；服用多巴丝肼片 125 mg 每日 3 次，症状可控制。12 年前（15 岁时）逐渐发展至双上肢抖动，出现行走、站立不稳，双足跖屈内翻，行走时身体前倾，双足跟不易着地、步幅减小，偶有饮水呛咳，言语较前含糊；加用盐酸普拉克索片 0.25 mg 每日 2 次、吡贝地尔缓释片 50 mg 每日 1 次，症状可改善。上述症状进行性加重，7 年前（20 岁时）逐渐出现运动迟缓，表现为独自站立、行走困难，需搀扶；口服多巴丝肼片 125 mg 每日 3 次、恩他卡朋 0.1 g 每日 3 次、盐酸普拉克索片 0.25 mg 每日 3 次、巴氯芬片 10 mg 每日 3 次，症状可好转。2 年前（25 岁时）起，患者行走困难进一步加重，在助步器或他人搀扶辅助下可行走约 50 m。平时便秘，小便正常。为进一步诊治收入院。

【既往史及个人史】

否认嗅觉减退、记忆力减退、幻觉，否认体位性头晕、睡眠中异常行为、抑郁情绪。既往吸烟 2 年，每天 40 支，已戒 7 年；不饮酒。

【家族史】

否认类似家族病史。

【查体】

发育正常，正力体型，周身毛发分布正常。右上肢血压 125/75 mmHg，左上肢血压 120/70 mmHg。双肺呼吸音清，未闻及干湿性啰音；心律齐，未闻及瓣膜杂音；全腹柔，无压痛及反跳痛，肝脾肋下未触及；双下肢无水肿。

【神经系统专科查体】

- 精神智能状态：意识清楚，构音障碍，查体配合，时间、地点、人物定向力正常，记忆力、计算力正常。
- 脑神经

（1）Ⅰ：未查。

（2）Ⅱ：双眼视力、视野正常，眼底视盘边界清楚。

（3）Ⅲ、Ⅳ、Ⅵ：双侧瞳孔等大等圆，直径 3 mm，双侧瞳孔直接及间接对光反射灵敏，眼球各向运动充分，未引出眼震。

（4）Ⅴ：双侧面部针刺觉对称，双侧角膜反射正常引出，下颌反射未引出。

（5）Ⅶ：双侧咀嚼对称有力。双侧额纹、面纹对称，闭目及示齿有力。

（6）Ⅷ：双耳粗测听力可，Weber 征居中，Rinne 试验双侧气导＞骨导。

（7）Ⅸ、Ⅹ：腭垂居中，双侧软腭抬举正常对称，双侧咽反射存在。

（8）Ⅺ：双侧转颈、耸肩对称有力。

（9）Ⅻ：伸舌居中，未见舌肌萎缩、纤颤。

- 运动系统：四肢肌容积正常，肌力 5 级。右上肢、双下肢肌张力呈铅管样增高，下肢为著。

（1）共济运动：双侧指鼻、跟膝胫试验欠稳准，闭目难立征无法配合。

（2）步态：不能自主站立及行走。助步器辅助行走时躯干稍前倾，双下肢启动困难，呈剪刀步态，后拉试验阳性。

- 锥体外系：右上肢及双下肢可见姿势性震颤。
- 反射：四肢腱反射亢进，双侧踝阵挛阳性；双侧掌颏反射、Hoffmann 征阴性；双侧巴宾斯基征阳性。
- 感觉系统：双侧深浅感觉、皮质感觉正常。
- 脑膜刺激征：阴性。

【辅助检查】

1. 实验室检查

血常规、生化全项、免疫全套、补体、血液系统、肿瘤标志物未见异常。

2. 多巴丝肼片药物测评

采用“统一帕金森病评定量表”第 3 部分（运动功能评分）行多巴丝肼片药物测评：125 mg 最佳改善率为 22%（服药后 3 h），187.5 mg 最佳改善率为 36%（服药后 2 h），250 mg 最佳改善率为 27%（服药后 2 h）。

3. 认知功能检查

“简易精神状态检查表”评分为 30 分（大学文化），“蒙特利尔认知评估量表”评分为 27 分。

4. 影像学检查

黑质超声提示回声强度Ⅱ级。

头颅 MRI 示侧脑室旁白质脱髓鞘改变，胼胝体变薄（图 4-1）。

5. 电生理检查

肌电图示神经传导速度正常。

【诊疗经过】

患者入院后考虑为帕金森综合征。鉴于起病年龄小，存在锥体外系、锥体系受累及可疑小脑系统受累，可能有遗传因素，因此完善相关基因检测。采用 Agilent 外显子芯片捕获＋高通量测序。提取患者及其父母的血液，将 DNA 打断并制备文库，通过芯片对目标基因编码区及邻近剪切区 DNA 进行捕获和富集，使用高通量测序平台进行突变检测。进行文献检索，查找相同病例。

基因检测结果：患者在基因 *SPG11* 剪切位点区域存在两处杂合突变：chr15：44867240 存在 c.5867-1G ＞ C 和 chr15：44891036 存在 c.3687-2A ＞ G。家系验证结果显示此双杂合突变分别来源于其父母，为复合杂合突变（图 4-2）。结合患者临床表现，考虑为致病基因。

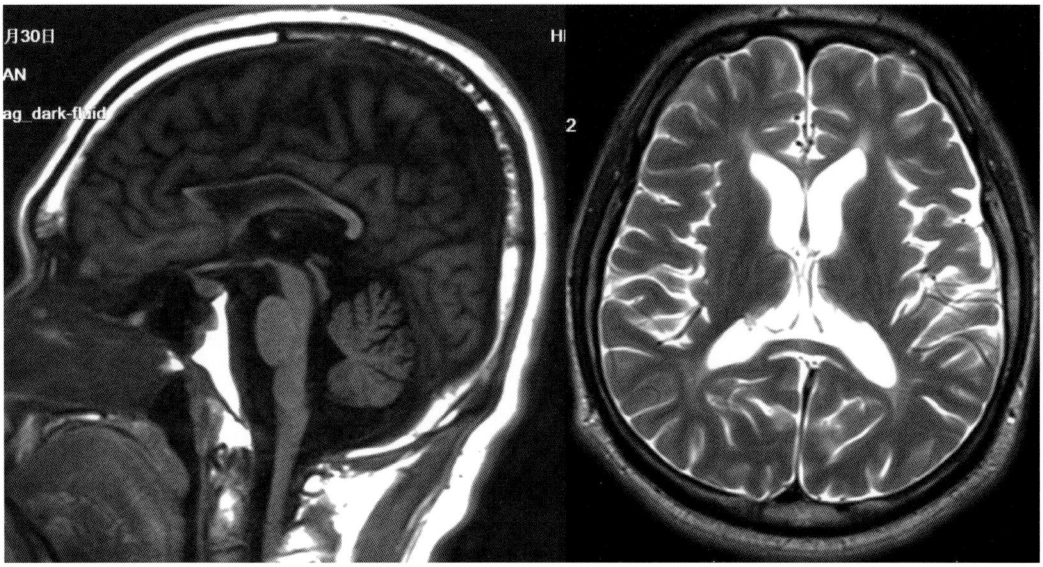

图 4-1　患者头颅 MRI。图示侧脑室旁白质脱髓鞘改变，胼胝体变薄

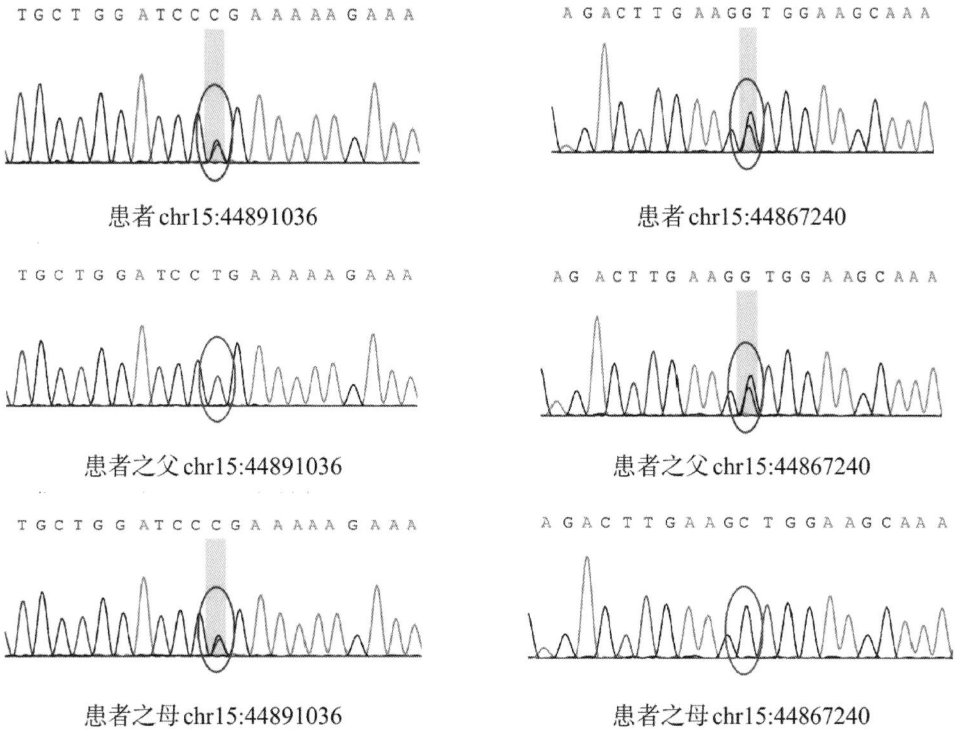

图 4-2（见书后彩图）　患者及其父母的基因检测结果

【讨论】

（一）SPG 简介

遗传性痉挛性截瘫（hereditary spastic paraplegia，SPG）是一种具有高度临床和遗传异质性的神经系统遗传变性疾病，是遗传性共济失调中较多见的类型。1876 年，Adolph Seeligmüller 报道了一个病例，该病例长期以来一直被认为是 SPG 的首次报道。然而，当时对 Seeligmüller 发表的文章存在着广泛的争议，争议的焦点在于该患者临床表现以肌萎缩和延髓麻痹为主，而并不是典型的 SPG 特征。1880 年，神经病学家 Ernst Adolf Gustav Gottfried von Strümpell 报道了首个 SPG 家系。这个家系的患者包括兄妹二人，他们可能患有常染色体显性遗传 SPG，症状分别在 37 岁和 56 岁时出现。临床上，这些患者表现为单纯的痉挛性截瘫。其中一人死亡后，通过尸检发现其神经病理学表现为外侧皮质脊髓束、薄束和脊髓小脑束的变性。1888 年，法国神经学家 Maurice Lorrain 发表了一篇更详细的关于 SPG 解剖和临床研究的论文，因此，SPG 也被称为 Strümpell Lorrain 病。统计显示，本病在葡萄牙的发病率为 2.0/10 万，西班牙为 9.6/10 万，国内尚无大宗流行病学资料报道。按临床表现本病可分为单纯型和复杂型；按遗传方式可分为常染色体显性遗传（AD）、常染色体隐性遗传（AR）、X- 连锁隐性遗传（XR），其中 AD 最常见，AR 次之，XR 最少见。

1. 病理改变

尸检研究显示，SPG 的主要病理改变是轴突变性，轴突变性主要累及脊髓内长的上、下行纤维束（皮质脊髓束及薄束），特别是这些纤维束的远端。受累最严重的传导路径为传导至下肢的皮质脊髓束和来自下肢的薄束纤维。脊髓轴突变性可能导致颈段和胸段脊髓萎缩。再生的皮质脊髓束和薄束纤维被认为是继发于轴突变性。这些观察结果提示，SPG 是由运动（皮质脊髓束）和感觉（细束纤维）轴突的长节段、远端严重的变性引发。

此外，SPG 经典的中枢神经系统长节段、远端轴突变性（累及皮质脊髓束和薄束）并不能解释所有与 SPG 相关的神经系统症状，例如 SPG4 型中的痴呆、SPG7 型中的共济失调和视神经病变。

多个亚型的 SPG 均有显著的脑白质异常。约 50% 的 SPG 病例报道有脊髓小脑束受累，少数报道有皮质运动区 V 层的贝茨细胞（Betz cell）、脊髓胸段的克拉克细胞（Clark cells）、小脑和基底节的神经元缺失，而脊髓前、后角细胞及周围神经少有受累。

2. 发病机制

SPG 的病理改变主要是轴突变性，但引起轴突变性的具体机制目前尚不清楚。研究发现不同类型的 SPG 导致轴突变性的分子机制各不相同，概括为以下几种机制。

（1）中枢神经系统长轴突的髓鞘形成障碍：主要见于 SPG1 型和 SPG2 型。这 2 型的基因都位于 X 染色体上。*LICAM* 基因突变导致的 SPGl 型是最常见的复杂型 SPG。LICAM 蛋白是一类跨膜糖蛋白，表达于神经元和施万细胞，在神经元迁移、分化以及周围神经髓鞘的形成和再生中有重要作用，*LICAM* 基因突变会导致异常或无功能 LICAM 蛋白的形成，从而引起神经元脱髓鞘和变性。*PLP1* 基因突变可导致 SPG2，PLPl 蛋白参与髓鞘形成和少突胶质细胞成熟，*PLP1* 基因敲除小鼠模型可见长的轴突纤维变性和不同程度的轴突水肿。

（2）线粒体呼吸链功能障碍：主要见于 SPG7 型和 SPG13 型。*Paraplegin* 基因突变导致 SPG7 型，该基因编码蛋白位于线粒体内，是线粒体内 ATP 依赖性金属蛋白酶复合物的组成部分，参与呼吸链的组成及功能执行。*Paraplegin* 基因敲除小鼠表现为轴突肿胀，同时轴突末端线粒体和神经微丝异常聚集，提示神经元轴浆运输的异常可以继发于线粒体功能障碍。*HSP60* 基因突变可导致 SPGl3 型，其编码蛋白参与维持线粒体稳定，并抑制 P53 功能，*HSP60* 基因突变可以促进细胞的程序性死亡。

（3）胆固醇 / 神经甾体代谢异常：CYP7B1 蛋白（SPG5 型）是单氧合酶细胞色素 P450 超级家族成员，参与胆固醇、神经甾体等脂质的代谢过程，可催化脱氢表雄酮生成神经甾体，具有神经保护功能。在小鼠模型中敲除 *CYP7B1* 基因的重要调控因子肝 X 受体 α，会导致运动神经元变性。并且，在 *CYP7B1* 基因敲除小鼠模型中，脱氢表雄酮生成神经甾体障碍，导致神经保护功能异常，引起晚发性、进展缓慢的运动神经元功能障碍。

（4）细胞骨架受损：SPG4 型的致病基因 *SPASTIN* 是最常见的常染色体显性遗传 SPG 的致病基因，其编码蛋白 SPASTIN 是一种微管切割蛋白。在敲除 *SPASTIN* 基因的小鼠模型中，病理学检查发现脊髓中神经轴突肿胀和变性。突变型 SPASTIN 蛋白可能破坏微管间的相互作用用稳态系统，神经元无法维持正常极性并进行囊泡转运，从而导致轴突变性。

（5）囊泡转运障碍：ahlastin-1（SPG3A 型）是一种 G 蛋白偶联激动蛋白，突变型 ahlastin-l 蛋白可影响 GlP 活性，并可阻碍囊泡在细胞内质网的出芽生长及其在高尔基体的膜转运过程，使神经元无法维持正常极性。

3. 临床表现

SPG 根据临床表现可分为单纯型和复杂型。单纯型常起病于儿童和青少年，主要表现为双下肢无力、行走不稳、剪刀步态，体检时发现双下肢肌力轻度减退、弓形足、上肢功能轻度失调等。不同遗传类型的 SPG 患者临床表现、病情严重程度及病程进展各不相同，且同一家系内不同患者的病情也不尽相同。相关研究表明，起病年龄较早的患者（< 35 岁）病情进展缓慢，多数在数十年后亦无明显进展，仅极少数晚年需要轮椅；起病晚的患者（> 35 岁）病情进展快，多数在 60 岁左右就丧失行走能力，需坐轮椅。有报道发现 10% ～ 65% 的患者有感觉障碍，多表现为下肢远端位置觉和振动觉消失；约 50% 的患者有尿频、尿急现象；33% 的患者出现足畸形，多发生在起病数年后；少数有下肢远端肌肉轻度萎缩，一般在起病十余年后出现。

复杂型除上述痉挛性截瘫外，还有各种脊髓外表现，如肌萎缩、精神发育迟滞、共济失调、视神经萎缩、视网膜色素变性、癫痫等。目前，癫痫类型与 SPG 之间的关系并不十分明确，有多种癫痫类型发作的报道，包括肌阵挛发作、单纯部分性发作、复杂部分性发作和全面性发作等，且在同一家系内不同患者可出现不同类型的癫痫发作。此外，多数患者从双下肢步行困难起病，而后出现眼部症状，如眼球震颤、分离性斜视、假性眼外肌瘫痪；或者出现表情淡漠、动作减少、慌张步态等锥体外系的症状和体征，极个别家系表现为痉挛性截瘫、肌张力不全、肌萎缩和智力减退同时存在，而且还有轻度感觉障碍、视神经萎缩和关节畸变等。

单纯型和复杂型 SPG 普遍存在认知功能损害，除有亚临床认知功能损害外，复杂型 SPG 还伴有精神发育迟滞、智力减退和早老性痴呆等临床认知功能损害。Tedeschi 等通过对 7 例 SPG 患者进行神经心理学测试，发现 5 例有认知功能损害。Webb 等报道了一个常染色体显性遗传 SPG 家系（SPG4 型），通过神经心理学的测试，发现老年患者有轻度迟发的认知功能损害表现，主要体现在记忆、语言、理解和语言表达方面，且明显与年龄相关，而与瘫痪的严重程度无关。Vazza 等对意大利一个常染色体隐性遗传 SPG 家系进行分析发现，所有受累者均显示有神经心理学损害，特征是轻度精神发育迟滞、视觉认识不能、短程和长程记忆缺失等。Hughes 等对 2 个复杂型家系的研究也显示，患者除有痉挛性截瘫的症状外，尚有精神发育迟滞和进一步的认知功能损害。

表 4-1 总结了常见的 SPG 基因型的基因位点及临床特征。

表 4-1　常见的 SPG 基因型的基因位点及临床特征

基因型	模式	位点 / 基因	临床分型	临床及影像特征
SPG1	XR	Xq28，*L1CAM*	复杂型	CRASH 或 MASA 综合征、胼胝体发育不全、脑积水、拇指内收、认知缺陷
SPG2	XR	Xq22.2，*PLP1*	单纯型或复杂型	视神经萎缩、共济失调、白质改变、失语症、认知缺陷、Pelizaeus–Merzbacher 病
SPG3A	AD	14q22.1，*ATL1*	单纯型或复杂型	发病早，可表现为 Silver 综合征；遗传性感觉神经病 1D 型
SPG4	AD	2p22.3，*SPASTIN*	单纯型或复杂型	少发，伴有痴呆、癫痫、共济失调、震颤、神经病变、运动神经元病
SPG5	AR	8q12.3，*CYP7B1*	单纯型或复杂型	白质改变、轻度小脑功能障碍、脊髓后索受累、远端肌萎缩。
SPG6	AD	15q11.2，*NIPA1*	单纯型或复杂型	神经病变、肌张力障碍、脊髓萎缩、癫痫
SPG7	AR	16q24.3，*SPG7*	单纯型或复杂型	视神经萎缩、小脑萎缩和共济失调、外眼肌麻痹、吞咽困难
SPG8	AD	8q24.13，*WSHC5*	单纯型	下肢远端肌萎缩
SPG9	AD	10q23.3-24.2	复杂型	运动神经病、白内障、共济失调、胃食管反流
SPG10	AD	12q13.3，*KIF5A*	单纯型或复杂型	认知障碍、帕金森症、耳聋、视网膜炎、轴突神经病、Charcot-Marie-Tooth 病（CMT）2 型
SPG11	AR	15q21.1，*SPG11*	复杂型	胼胝体发育不良（TCC）、帕金森症、黄斑病变、认知功能衰退、MRI“山猫耳朵”样改变、Kjellin 综合征
SPG12	AD	19q13.32，*RTN2*	单纯型或复杂型	尿路症状、小脑症状和足部畸形
SPG13	AD	2q33.1，*HSPD1*	单纯型或复杂型	肌张力障碍、髓鞘发育不良和白细胞营养不良综合征。
SPG14	AR	3q27-q28	单纯型或复杂型	认知障碍、远端运动神经病
SPG15	AR	14q24.1，*ZFYVE26*	复杂型	TCC、帕金森症、黄斑病变、认知功能衰退、MRI“山猫耳朵”样改变、Kjellin 综合征
SPG16	XR	Xq11.2	单纯型或复杂型	婴儿期发作、失语症、认知障碍、括约肌功能障碍
SPG17	AD	11q12.3，*BSCL2*	单纯型或复杂型	Silver 综合征、远端肌萎缩
SPG18	AR	8p11.23，*ERLIN2*	复杂型	认知功能减退、癫痫发作、先天性髋关节脱位
SPG19	AD	9q33-q34	单纯型	早期尿路症状、轻度神经病变

续表

基因型	模式	位点 / 基因	临床分型	临床及影像特征
SPG20	AR	13q13.3，*SPG20*	复杂型	身材矮小、认知功能障碍、构音障碍、远端肌萎缩、Troyer 综合征
SPG21	AR	15q22.31，*SPG21/ACP33*	单纯型或复杂型	Mast 综合征、TCC、痴呆、远端肌萎缩、晚期锥体外系和小脑体征
SPG22	XR	Xq13.2，*SLC16A2*	单纯型或复杂型	Allan–Herndon–Dudley 综合征、肌肉发育不全和张力过低（颈部肌肉松弛）、挛缩
SPG23	AR	1q32.1，*DSTYK*	复杂型	Lison 综合征
SPG24	AR	13q14	复杂型	痉挛性构音障碍、假性延髓麻痹
SPG25	AR	6q23-q24.1	复杂型	椎间盘突出
SPG26	AR	12q13.3，*B4GALNT1*	复杂型	远端肌萎缩、认知障碍、构音障碍
SPG27	AR	10q22.1-q24.1	复杂型	认知障碍、构音障碍
SPG28	AR	14q22.1，*DDHD1*	单纯型或复杂型	轴突神经病或小脑动眼神经障碍
SPG29	AD	1p31.1-p21.1	复杂型	耳聋、裂孔疝、高足弓
SPG30	AR	2q37.3，*KIF1A*	单纯型或复杂型	感觉性神经病、小脑体征、遗传性感觉和自主神经病 2 型（HSAN2）
SPG31	AD	2p11.2，*REEP1*	单纯型或复杂型	轴突神经病、小脑共济失调、认知功能减退
SPG32	AR	14q12-q21	复杂型	认知障碍、神经管闭合不全、小脑萎缩
SPG33	AD	10q24.2，*ZFYVE27*	复杂型	足部畸形
SPG34	XR	Xq24-q25	单纯型	刻板运动、启动困难
SPG35	AR	16q23.1，*FA2H*	单纯型或复杂型	认知能力下降、白质营养不良、癫痫发作、脑组织铁沉积神经变性病（NBIA）
SPG36	AD	12q23-q24	复杂型	神经病变
SPG37	AD	8p21.1-q13.3	单纯型	缓慢进展
SPG38	AD	4p16-p15	复杂型	Silver 综合征、高足弓
SPG39	AR	19p13.2，*PNPLA6/ NTE*	复杂型	轴突神经病、脊髓萎缩、四肢远端肌萎缩。
SPG40	AD	未知	单纯型或复杂型	上肢反射亢进、记忆障碍
SPG41	AD	11p14.1-p11.2	单纯型	手部肌萎缩
SPG42	AD	3q25.31，*SLC33A1*	单纯型	部分患者高足弓
SPG43	AR	19q12，*C19orf12*	复杂型	远端肌萎缩、膝 / 踝关节挛缩、NBIA
SPG44	AR	1q42.13，*GJC2*	复杂型	白质改变、Pelizaeus–Merzbacher 病
SPG45	AR	10q24.32-q24.33，*NT5C2*	复杂型	认知障碍、眼部异常
SPG46	AR	9p13.3，*GBA2*	复杂型	TCC、轴突神经病、白内障、中脑萎缩、“蜂鸟征”

续表

基因型	模式	位点 / 基因	临床分型	临床及影像特征
SPG47	AR	1p13.2，*AP4B1*	复杂型	足畸形、小头畸形
SPG48	AR	7p22.1，*KIAA0415*	单纯型或复杂型	尿失禁，进展缓慢
SPG49	AR	4q25，*CYP2U1*	复杂型	TCC、轴突神经病
SPG50	AR	7q22.1，*AP4M1*	复杂型	认知障碍、白质病变、TCC、小脑萎缩
SPG51	AR	15q21.2，*AP4E1*	复杂型	新生儿低血压、畸形面容、认知障碍、小头畸形、癫痫发作、刻板笑声
SPG52	AR	14q12，*AP4S1*	复杂型	身材矮小、足部畸形、癫痫、认知障碍
SPG53	AR	8p22	复杂型	起病早，骨骼异常、认知障碍、多毛症
SPG54	AR	8p11.23，*DDHD2*	复杂型	TCC、尿 / 大便失禁、斜视、视神经发育不良
SPG55	AR	2q24.31，*C12orf65*	复杂型	视神经萎缩、神经病变
SPG56	AR	21q22.3	复杂型	轴突性感觉运动神经病
SPG57	AR	3q12，*TFG*	复杂型	视神经萎缩、神经病变、挛缩
SPG58	AR，AD	17p13.2，*KIF1C*	单纯型或复杂型	共济失调、舞蹈、发育迟缓、身材矮小、痉挛性共济失调 2 型（SPAX2）
SPG59	AR	15q21.2，*USP8*	复杂型	眼球震颤、轻度认知障碍、马蹄内翻足
SPG60	AR	3p22.2，*WDR48*	复杂型	眼球震颤、神经病变
SPG61	AR	16p12.3，*ARL6IP1*	复杂型	多发性感觉运动神经病、肢端病变
SPG62	AR	10q24.31，*ERLIN1*	单纯型	起病早、共济失调、远端肌萎缩
SPG63	AR	1p13.3，*AMPD2*	复杂型	身材矮小、白质改变、TCC
SPG64	AR	10q24.1，*ENTPD1*	复杂型	肌萎缩、攻击行为、小头畸形、小脑体征、认知障碍
SPG65	AR	10q24.32-q24.33，*NT5C2*	单纯型或复杂型	肌萎缩、学习障碍、马蹄内翻足
SPG66	AR	5q32，*ARSI*	复杂型	肌营养不良、马蹄内翻足、严重感觉运动性神经病、头畸形、胼胝体发育不全
SPG67	AR	2q33.1，*PGAP1*	复杂型	肌萎缩、髓鞘发育不良、胼胝体发育不全
SPG68	AR	11q13.1，*FLRT1*	复杂型	视神经萎缩、眼球震颤、轻度肌萎缩、周围神经病
SPG69	AR	1q31，*RAB3GAP2*	复杂型	白内障、耳聋、认知障碍
SPG70	AR	12q13.3，*MARS*	复杂型	肌萎缩、挛缩、CMT2U
SPG71	AR	5p13.3，*ZFR*	单纯型	起病早
SPG72	AR AD	5q31.2，*REEP2*	单纯型	发病很早、轻度震颤、高足弓
SPG73	AD	19q13.33，*CPT1C*	单纯型	成人发病、轻度肌萎缩和足畸形

续表

基因型	模式	位点 / 基因	临床分型	临床及影像特征
SPG74	AR	1q42.13，*IBA57*	复杂型	轴突运动神经病、视神经萎缩、多发性线粒体功能障碍综合征 3 型
SPG75	AR	19q13.12，*MAG*	复杂型	眼球震颤、认知障碍、感觉丧失
SPG76	AR	11q13.1，*CAPN1*	复杂型	足畸形、构音障碍、共济失调，成人发病
SPG77	AR	6p25.1，*FARS2*	单纯型	下肢肌萎缩、氧化磷酸化缺乏症
SPG78	AR	1p36.13，*ATP13A2*	复杂型	青少年帕金森症、垂直注视麻痹、认知障碍、共济失调、Kufor-Rakeb 综合征

Allan-Herndon-Dudley 综合征：SPG 伴甲状腺功能异常。X- 连锁隐性遗传疾病，还可出现智力发育迟滞、生长发育迟缓、构音障碍、共济失调、手足徐动症、面部畸形、关节挛缩、认知障碍、癫痫发作等。

CRASH 综合征：X 连锁脑积水。CRASH 是 5 个临床表现的首字母缩写，包括胼胝体发育不良（callosal agenesis）、精神发育迟滞（mental retardation）、拇指内收（adducted thumbs）、痉挛性截瘫（spastic paraplegia）、脑积水（hydrocephalus）。

Kjellin 综合征：复杂型 SPG 伴视网膜变性，致病基因包括 *SPG11*、*SPG15*、*SPG21* 和 *SPG32*，其中 *SPG11* 和 *SPG15* 突变导致的临床特征最为突出。

Kufor-Rakeb 综合征：神经系统多系统变性疾病，黑质、纹状体、苍白球、锥体束等均受累，亚急性起病，临床可见运动不能、强直性帕金森综合征、核上性凝视麻痹、痴呆。神经影像可见进行性弥漫性脑萎缩。

Lison 综合征：色素性皮肤病变、斑片状白斑病、周围神经病。

MASA 综合征：MASA 是四个首字母的缩写，包括精神发育迟滞（mental retardation）、言语发育迟缓（aphasia）、痉挛性截瘫（spastic paraplegia）、拇指内收（adducted thumbs）。还可以出现小头畸形、脑积水、脊柱畸形等，推测与 X 染色体失活有关，致病基因为 *SPG1*。

Mast 综合征：一种儿童期起病的常染色体隐性遗传性痉挛性截瘫（SPG），除痉挛性截瘫外，还具有痴呆、胼胝体变薄、白质异常、小脑和锥体外系体征等特点。

Pelizaeus-Merzbacher 病：弥漫性脑白质髓鞘形成障碍的 X- 连锁隐性遗传疾病，属蛋白脂蛋白 1（proteolipid protein 1, PLP1）相关的遗传性髓鞘形成障碍疾病谱中的一种。该病的特征性病理改变为神经髓鞘不能正常形成，而非其他遗传性白质脑病那样脱髓鞘改变。

Silver 综合征：见于常染色体显性遗传 SPG 家系中，以双下肢痉挛性截瘫、无力，伴有明显的双手（偶尔累及双下肢）小肌群萎缩为主要临床表现。

Troyer 综合征：SPG 伴远端肌萎缩。常染色体显性遗传，还可以出现显著的痉挛性构音障碍、假性延髓麻痹、体格及智能发育迟滞、骨骼畸形、轻度小脑体征、手足徐动症及耳聋等。

4. 辅助检查

（1）电生理检查：大部分患者下肢诱发电位检查的中枢运动传导速度消失或波幅降低，约 2/3 患者体感诱发电位检查的波幅和中枢传导速度显著下降，且以双下肢为主；约 1/2 患者有脑干诱发电位异常。肌电图可发现失神经改变，但周围神经传导速度正常。

（2）影像学检查：传统观点认为，SPG 患者头颅及脊髓的 CT 和 MRI 检查常无异常发现，但近期研究对这一点似有不同看法，多个临床研究发现，SPG 患者 MRI 可见脊髓和（或）小脑萎缩。

大量临床研究发现，SPG 患者存在胼胝体发育不良（thin corpus callosum，TCC）的影像学改变，进而提出遗传性痉挛性截瘫伴胼胝体发育不良（SPG-TCC）这一概念。SPG-TCC 是复杂型遗传性痉挛性截瘫中最常见的类型之一，绝大多数为常染色体隐性遗传，已证实至少有 9 个基因的变异与 SPG-TCC 发病相关，分别为 *SPG1*、*SPG7*、*SPG11*、*SPG15*、*SPG18*、*SPG21*、*SPG32*、*SPG46*，以及最新定位的 *SPG47*。SPG-TCC 诊断标准为：①常染色体隐性遗传；②临床表现为缓慢进展的痉挛性截瘫与精神症状或智能低下；③头颅 MRI 可见胼胝体发育不良；④辅助检查排除其他疾病。

SPG 患者 MRI 亦可出现脑白质改变，但病变累及的范围、程度和出现比例各不相同。Boukhris 等报道 8 个 SPG 家系的 19 例患者，其中 9 例行头颅 MRI 检查，6/9 例（66%）伴脑白质改变，3 例白质高信号局限于枕叶和额叶，另外 3 例还累及侧脑室周围；他们认为额叶为主的脑白质异常见于病程长的病例。Casali 等报道约 83%（15/18）SPG 累及脑室周围脑白质，Stevani 等报道 69% 的 SPG 患者 MRI 检查可见脑白质异常，发生在侧脑室周围靠近额角和枕角处，并且随着疾病发展，发生频率及严重程度增加。SPG 可累及脊髓，表现为脊髓明显变细，颈髓、胸髓萎缩明显，Hourani 等认为脊髓萎缩主要是下行锥体束退变所致。Hedera 等报道 SPG 脊髓在 C_2、T_9 水平横截面积减小，在不同 SPG 基因型的脊髓萎缩程度有差别。

在过去的 10 年中，突飞猛进的神经影像技术已经成为研究各种神经系统疾病结构异常的有力工具。在这个领域，Agosta 等通过大样本队列研究发现，在多个 SPG 亚型中存在弥漫性脑组织微结构异常，这种结构异常并不局限于运动通路。Lindig 和 Rezende 对于描述 SPG4 型相关的神经退行性变做出了重大贡献。

5. 诊断

本病的临床诊断主要依据为：①多在 10 ～ 35 岁发病，临床表现主要为双下肢无力、僵硬，行走易跌倒，而后逐渐发展为双下肢痉挛性截瘫，可伴有尿频、尿急、智力障碍、锥体外系症状、癫痫等；②神经系统检查主要为锥体束征，以下肢明显；③头颅 CT 或 MRI 多属正常；④多有家族史，符合常染色体显性（AD）、常染色体隐性（AR）或 X- 连锁隐性（XR）遗传方式；⑤排除其他疾病。

造成 SPG 诊断困难的原因主要有：①没有类似疾病的家族史，不能排除非遗传性疾病；②不能提供基因检测结果或检测结果不完整；③存在伴发疾病（如糖尿病性周围神经病、脊髓病）；④有明显的额外的神经影像学异常（如中枢神经系统白质营养不良的影像学证据）；⑤症状持续时间太短（如＜ 5 年），不能排除其他疾病的特异性症状或体征出现；⑥存在运动神经元病的体征。

临床在应用基因诊断前，应注意明确以下几点：

（1）明确临床诊断是关键，否则基因诊断无法进行，特别是对散发患者。必须排除其他遗传性或非遗传性疾病，如脊髓压迫症或畸形、脊髓炎或多发性硬化、营养缺乏或中毒所致亚急性联合变性、脑白质营养不良、多巴反应性肌张力障碍、肌萎缩侧索硬化、Charcot-Marie-Tooth 病（CMT）、小脑性共济失调及其他脊髓小脑变性疾病等。详细的病史、首发症状、有无家族史及完善相关检查在诊断及鉴别诊断中均有重要意义。头颅 CT 和 MRI 检查对排除多发性硬化和脑白质营养不良意义重大，并能明确是否合并 TCC、小脑萎缩；脊髓 MRI 检查可排除脊髓压迫症或畸形；肌电图和神经传导检查可用来排除周围神经系统受累，维生素 B_{12} 检测可排除亚急性联合变性等。

（2）确定其遗传方式。根据患者有无家族史，确定其为家族性或散发性。家族性患者则根据遗传方式判断是 AD 还是 AR。一般而言，AD-SPG 约占全部患者的 70%，其中一半以上是 *SPG4*、*SPG3A*、*SPG31* 基因突变。因此，首先筛查 AD-SPG 家系，按 *SPG4*、*SPG3A*、*SPG31* 基因的顺序依次筛查。对于 AR-SPG 家系，可先筛查 *SPG11*、*SPG7* 基因。对于散发或家族史不明确的患者，考虑到外显不全、新生突变等因素，可优先筛查 *SPG4*、

SPG5 基因。

（3）根据临床特点推断最可能的 SPG 亚型。如 *SPG3A* 基因突变患者一般表现为 10 岁前发病的单纯型 SPG；*SPG11* 基因突变患者有特征性的胼胝体发育不良；*SPG7* 基因突变患者有突出的小脑症状，头颅 MRI 检查提示小脑萎缩；*SPG5* 基因突变患者是 AR-SPG 中少见的可表现为单纯型 SPG 的亚型。

在明确上述几点的情况下，最后完成基因诊断。

6. 治疗

目前还没有具体的治疗措施来预防、阻止或逆转 SPG 的病理过程。许多进行常规体育锻炼的 SPG 患者报告说，他们的耐力得到了改善，行走能力得到了提高，疼痛症状亦得到缓解。据此，部分医生建议 SPG 患者每天均要参加运动锻炼，在病情允许的前提下，尽量保持运动锻炼。建议患者咨询理疗师，设计一个强化肌肉力量（特别是核心肌群、髂腰肌和胫骨前肌）和促进肌肉伸展、肢体平衡和移动的康复方案。除了独立的肌肉强化锻炼外，还建议患者进行复杂的运动练习（如在游泳池中行走、坐–站–坐和爬楼梯），以期改善患者运动功能。踝足矫形器可能有助于减少脚趾拖动。

抗痉挛药物（如巴氯芬、丹曲林）可能对没有明显肢体力弱的患者有帮助。鞘内注射巴氯芬有益于特定的患者（没有明显肢体力弱的患者，试验剂量已证明其步行能力有所提高）。肉毒杆菌毒素可能有助于减少痉挛。苯二氮䓬类药物可以缓解痉挛，但也可以造成药物依赖。托特罗定和奥司丁宁等药物通常用于缓解症状性膀胱痉挛。然而，在几乎所有病例中，治疗并不能改变疾病的进展。

文献报道应用选择性脊神经后根切断术来治疗 SPG。其短期疗效尚满意，长期疗效有待进一步随访。手术治疗的目的是缓解严重的肌张力增高，以改善患者的行走能力，延缓致残的时间。手术的原理是，选择性切断脊神经后根的部分纤维，减少感觉性传入冲动以减少单突触反射引起的肌张力过高，同时又不影响其肌力。严格来讲，由于这一手术是破坏性手术，在进展期患者并不适合手术治疗，但患者在采用非手术治疗无效的情况下，可能会有强烈的手术愿望，因此手术治疗可作为最后的探索性措施。

（二）SPG11 型

本患者经基因检测，最终确诊为 SPG11 型，这里对该型 SPG 进行简要介绍。

1. 概述

SPG11 型是常染色体隐性遗传 SPG 中常见的类型，临床多表现为复杂型 SPG。SPG11 型定位于常染色体 15q13-15，编码一种由 2443 个氨基酸组成的蛋白 Spatacsin。Spatacsin 蛋白广泛分布在神经组织中，常见于小脑、大脑皮质、海马及松果体等部位，虽然其功能尚未明确，但有假说表明，其可能作为受体或载体参与了基因表达过程。

本例 SPG11 型患者以帕金森综合征起病，属较为罕见的病例。经文献检索，目前为止国内外仅报道 6 例以少年帕金森综合征起病的 SPG 患者，其中 5 例最终通过基因检测明确为 SPG11 型，病例 2 和病例 3 为同一家系（表 4-2）。这些病例的特点均是少年起病，以帕金森综合征为首发表现，逐渐出现痉挛性截瘫症状，MRI 均提示 TCC；除病例 3 外，患者对多巴胺能药物反应良好。病例 6 曾行内侧苍白球脑深部电极植入术，术后 30 个月患者帕金森症状有明显改善，但下肢痉挛性截瘫症状没有任何改善。

表 4-2　文献报道的以少年帕金森综合征起病的 SPG 病例

文献	Kang 等	Anheim 等		Paisan-Ruiz 等	Guidubaldi 等	Ramirez-Zamora 等
病例	1	2	3	4	5	6
地域	韩国	土耳其	土耳其	亚洲	意大利	美国
性别	女	女	男	男	女	女
发病年龄	13	12	15	14	14	未提供
临床表现	肢体静止性震颤，行走困难，认知障碍	肢体静止性震颤，运动迟缓，肢体僵硬	15 岁表现为痉挛性截瘫症状，16 岁开始出现肢体静止性震颤、运动迟缓	步态姿势异常，书写时震颤，逐渐出现行走不平衡、言语不流利、运动迟缓、肢体僵硬	肢体僵硬，步态异常，静止性震颤	青少年起病，表现为下肢痉挛性截瘫，之后出现震颤、肌张力障碍
家族史	哥哥表现为痉挛性截瘫	父母近亲结婚，一个哥哥有类似症状	父母近亲结婚，一个妹妹有类似症状	父母近亲结婚	父母近亲结婚	未提供
MRI	TCC，胼胝体膝部和前体部变薄	TCC，侧脑室旁白质病变	TCC，侧脑室旁白质病变	TCC	TCC，轻度小脑萎缩，侧脑室旁白质长 T2 信号	TCC，胼胝体前部变薄
肌电图	未提供	下肢感觉神经轴索性损害	运动感觉神经轴索性损害	未提供	下肢感觉运动神经轴索性损害	未提供
抗震颤药	左旋多巴、苯扎托品、司来吉兰	左旋多巴	左旋多巴	罗匹尼罗	左旋多巴、普拉克索、罗匹尼罗、金刚烷胺、恩他卡朋、托卡朋	卡比多巴、左旋多巴
抗震颤疗效	有效	有效	无明显疗效	有效，但出现思维混乱和幻觉	有效，出现剂末现象和剂峰异动	有效，出现运动并发症
基因	未测	*SPG11* 外显子 4c.704_705delAT，导致密码子 p.H235RfsX12 移码和过早终止	*SPG11* 外显子 4c.704_705delAT，导致密码子 p.H235RfsX12 移码和过早终止	*SPG11* 外显子 4c.733_734delAT，导致蛋白 p.Met245fsX2 异常	*SPG11* c.3664insT 和 c.6331insG	*SPG11* 6269-6270GT 缺失，6898-6899 CT 缺失

2. 临床表现

SPG11 型通常表现为逐渐进展的痉挛性截瘫、腱反射亢进和双侧巴宾斯基征阳性，同时伴智力低下和（或）中度认知功能障碍；平均起病年龄为 12 岁（2 ～ 23 岁），多在 20 岁以内起病。首发运动功能受累占 57%，智力低下占 19%，54% 可并发假性延髓麻痹性构音障碍。疾病初期患者常自觉双下肢僵硬疼痛，走路不稳易跌倒，随着疾病进展，患者表现为典型的痉挛性截瘫步态，需借助拐杖或扶墙而行，常在发病后 20 年内丧失行动能力，需借助轮椅或卧床，伴有进行性认知功能下降（尤以高级认知活动受累明显）、精神智力发育迟滞、言语不清、吞咽困难、饮水呛咳、便秘、尿频尿急等，有的患者由于病程较短，智能损害并不明显。

神经系统查体可见痉挛性截瘫步态、双下肢肌张力增高、腱反射亢进、踝阵挛、病理征阳性、肌无力、膀胱直肠功能异常、水平眼震、踝关节振动觉减退、弓形足、脊柱侧弯伴构音障碍、咽反射迟钝等表现，部分患者有锥体外系表现、周围神经病变、远端肌萎缩（尤其以鱼际肌明显）、视神经萎缩、皮肤色素沉着、快眼球活动、小脑性共济失调、白内障等，有报道 SPG11 型患者可合并早发型帕金森病。

SPG11 型患者痉挛性截瘫评分量表（spastic paraplegia rating scale，SPRS）及简易精神状态检查（mini mental state examination，MMSE）评分异常。Samaranch 等报道约 95% 的 SPG11 型患者合并胼胝体发育不良，伴有脑室扩大、小脑萎缩、进行性脑萎缩（81%）、脑室周围白质病变（69%）等，也有报道 SPG11 型患者胼胝体发育可正常，患者头部正电子发射断层成像（PET）可见进行性的皮质、丘脑糖代谢减低。

以帕金森综合征为首发症状的 SPG11 型患者均为青少年起病，且并发锥体系症状。1954 年，Davison 描述了 5 例青少年帕金森综合征病例同时并发上运动神经元受损的症状和体征，病理证实这些患者存在苍白球、黑质、豆状核和皮质脊髓束受损，他将这类疾病命名为苍白球锥体病。目前大家更愿意用帕金森锥体综合征（Parkinsonian pyramidal syndromes，PPS）这一术语，除 SPG11 型外，还有 *Parkin* 基因突变导致的遗传性帕金森病，如常见的 Park9、Park14 和 Park15；另外 *DJ-1* 和 *PINK1* 基因突变也可以导致 PPS。多巴反应性肌张力障碍（DRD）也可以表现为青少年起病的帕金森病样症状，而患者对小剂量左旋多巴有效，可能导致 DRD 被误诊为早发型帕金森病。肝豆状核变性可出现青少年型帕金森病样症状，同时并发有锥体束征，需要与 PPS 鉴别。

3. 治疗

以帕金森综合征起病的 SPG11 型患者对抗帕金森病药物反应不同，可能与基因突变位点不同有关；然而，前述病例 2 和病例 3 基因突变位点相同，却对左旋多巴类药物反应不同，病例 2 反应良好，病例 3 无效，对于此种现象尚无确切解释。我们认为可能与病变部位不同相关，对药物反应不佳的患者可能基底节区病变较严重，多巴胺受体破坏。另外，SPG11 型为什么会并发帕金森综合征或以帕金森综合征为首发表现，尚无病理学或基因学的确切解释，需要进一步研究。SPG11 型尚无有效治疗方法，目前均为对症支持，包括缓解痉挛的药物和物理治疗；并发帕金森病样症状的患者可给予左旋多巴类药物治疗，也可以采用手术治疗，但手术对痉挛性截瘫症状无效。SPG11 型是一种单基因病，理论上只有特异的基因治疗才可能从根本上改善 SPG11 型患者症状，延缓疾病进展。

【诊疗体会】

SPG 目前还没有根本性治疗方法，现有治疗均以对症支持治疗为主，早期发现并确诊，有利于延缓 SPG 患者的病情进展。SPG 的临床表型多种多样，部分患者首发症状并不典型。结合本例患者，我们建议，对于临床表现为帕金森综合征的患者，要将 SPG 纳入鉴别诊断的范畴，对其家族成员的相关症状进行分析，并及时开展基因检测。

参考文献

[1] Kang SY，Lee MH，Lee SK，et al. Levodopa-responsive parkinsonismin hereditary spastic paraplegia with thin corpus callosum. Parkinsonism Relat Disord，2004，10（7）：425-427.

[2] Anheim M，Lagier-Tourenne C，Stevanin G，et al. SPG11 spastic paraplegia. A new cause of juvenile parkinsonism. J Neurol，2009，256（1）：104-108.

[3] Paisan-Ruiz C，Guevara R，Federoff M，et al. Early-onset L-dopa-responsive parkinsonism with pyramidal signs due to ATP13A2，PLA2G6，FBXO7 and spatacsin mutations. Mov Disord，2010，25（12）：1791-1800.

[4] Guidubaldi A，Piano C，Santorelli FM，et al. Novel mutationsin SPG11 cause hereditary spastic paraplegia associated with early-onset levodopa-responsive Parkinsonism. Mov Disord，2011，26（3）：553-556.

[5] Ramirez-Zamora A，Gee L，Youn Y，et al. Pallidal deep brain stimulation for the treatment of levodopa-responsive juvenile dystonia and parkinsonism secondary to SPG11 mutation. JAMA Neurol，2017，74（1）：127-128.

[6] Tranchant C，Koob M，Anheim M. Parkinsonian-pyramidal syndromes：a systematic review. Parkinsonism Relat Disord，2017，39：4-16.

[7] Wijemanne S，Jankovic J. Dopa-responsive dystonia — clinical and genetic heterogeneity. Nat Rev Neurol，2015，11（7）：414-424.

[8] Bandmann O，Weiss KH，Kaler SG. Wilson's disease and other neurological copper disorders. Lancet Neurol，2015，14（1）：103-113.

[9] Schneider SA，Hardy J，Bhatia KP. Syndromes of neurodegeneration with brain iron accumulation（NBIA）：an update on clinical presentations，histological and genetic underpinnings，and treatment considerations. Mov Disord，2012，27（1）：42-53.

[10] Esteves T，Durr A，Mundwiller E，et al. Loss of association of REEP2 with membranes leads to hereditary spastic paraplegia. Am J Hum Genet，2014，94（2）：268-277

[11] Fink JK. Hereditary spastic paraplegia：clinico-pathologic features and emerging molecular mechanisms. Acta Neuropathol，2013，126：307-328.

[12] Fink JK. Hereditary spastic paraplegia：clinical principles and genetic advances. Semin Neurol，2014，34：293-305.

[13] Klebe S，Stevanin G，Depienne C. Clinical and genetic heterogeneity in hereditary spastic paraplegias：from SPG1 to SPG72 and still counting. Rev Neurol（Paris），2015，171：505-530.

[14] Klein CJ，Foroud TM. Neurology individualized medicine：when to use next-generation sequencing panels. Mayo Clin Proc，2017，92：292-305.

[15] Klemm RW，Norton JP，Cole RA，et al. A conserved role for atlastin GTPases in regulating lipid droplet size. Cell Rep，2013，3：1465-1475.

[16] Ruano L，Melo C，Silva MC，et al. The global epidemiology of hereditary ataxia and spastic paraplegia：a system-atic review of prevalence studies. Neuroepidemiology，2014，42：174-183.

[17] Sanchez-Ferrero E，Coto E，Corao AI，et al. Mitochondrial DNA polymorphisms/haplogroups inhereditary spastic paraplegia. J Neurol，2012，259：246-250.

[18] Tesson C，Koht J，Stevanin G. Delving into the complexity of hereditary spastic paraplegias：how unexpected phenotypes and inheritance modes are revolutionizing their nosology. Hum Genet，2015，134：511-538.

[19] Nixon-Abell J，Obara CJ，Weigel AV，et al. Increased spatiotemporal resolution reveals highly dynamic dense tubular matrices in the peripheral ER. Science，2016，354：aaf3928.

[20] Blackstone C. Cellular pathways of hereditary spastic paraplegia. Annu Rev Neurosci，2012，5：25-47.

第 5 章　阿帕替尼导致的可逆性后部脑病综合征

病例 5

【主诉】

患者，女性，56 岁，头痛伴间断性抽搐 6 天。

【现病史】

患者于 6 天前无明显诱因出现头痛、视物模糊，继而出现意识丧失、四肢抽搐、双眼上翻、口角向右歪斜，持续 5 min 后症状缓解，给予镇静对症治疗，当天内抽搐发作 6 次，每次发作症状类似，无明确诱因，抽搐缓解后，未遗留言语不清、肢体无力等症状，此后 5 天患者无抽搐发作，但头痛持续不缓解，未进一步诊治，收入院治疗。

【既往史】

否认高血压、糖尿病病史。有子宫内膜癌病史 8 年，于 2008 年行子宫扩大范围切除，并行术后放疗；2015 年子宫内膜癌复发，并于 10 月行腹膜后壁肿瘤姑息切除术，2016 年 7 月发现肿瘤肾、膀胱、肝、甲状腺转移。患者规律服用甲地孕酮 8 年，在此次发病 7 天前开始加用阿帕替尼口服，剂量为 850 mg，每日 1 次。

【家族史】

否认类似家族病史。

【查体】

发育正常，体型消瘦，皮肤无黄疸。右上肢血压 135/80 mmHg，左上肢血压 130/75 mmHg。双肺呼吸音清，未闻及干湿性啰音；心律齐，未闻及瓣膜杂音；全腹柔，无压痛及反跳痛，肝脾肋下未触及；双下肢无水肿，未触及体表淋巴结肿大。

【神经系统专科查体】

- 精神智能状态：意识清楚，言语流利，查体配合，时间、地点、人物定向力正常，记忆力、计算力正常。
- 脑神经

（1）Ⅰ：未查。

（2）Ⅱ：双眼视力、视野正常，眼底视盘边界清楚。

（3）Ⅲ、Ⅳ、Ⅵ：双侧瞳孔等大等圆，直径 3 mm，双侧瞳孔直接及间接对光反射灵敏，眼球各向运动充分，未引出眼震。

（4）Ⅴ：双侧面部针刺觉对称，双侧角膜反射正常引出，下颌反射未引出。

（5）Ⅶ：双侧咀嚼对称有力。双侧额纹、面纹对称，闭目及示齿有力。

（6）Ⅷ：双耳粗测听力可，Weber 征居中，Rinne 试验双侧气导＞骨导。

（7）Ⅸ、Ⅹ：腭垂居中，双侧软腭抬举正常对称，双侧咽反射存在。

（8）Ⅺ：双侧转颈、耸肩对称有力。

（9）Ⅻ：伸舌居中，未见舌肌萎缩、纤颤。

- 运动系统：四肢肌容积正常，肌力 5 级。肌张力正常对称。
  （1）共济运动：双侧指鼻、跟膝胫试验稳准，闭目难立征阴性。
  （2）步态：步态正常。
- 反射：四肢腱反射正常，病理反射未引出。
- 感觉系统：双侧深浅感觉、皮质感觉正常。
- 脑膜刺激征：阴性。

【辅助检查】

头颅 CT：左侧额叶缺血灶可能。

【诊疗经过】

患者在发病后第 2 天进行了首次头颅 MRI 检查，T_2 及 T_2 液体衰减反转恢复（fluid attenuated inversion recovery，FLAIR）序列可见双侧额、顶、颞、枕叶白质异常信号，增强无强化；同时病变累及基底节、杏仁核、海马、丘脑、小脑和脑室旁结构，但主要分布在后部白质区域（图 5-1）。

患者入院后初步诊断为症状性癫痫病因待查，可逆性后部脑病综合征（posterior reversible encephalopathy syndrome，PRES）可能性大，高血压、静脉窦血栓形成和脑膜癌病待除外。患者否认高血压病史，入院后每日监测血压 2 次，血压波动在正常范围内。患者急诊血压为 170/98 mmHg，考虑为应激反应导致的血压短暂升高，不足以引起 PRES。患者计算机断层扫描血管成像（computed tomography angiography，CTA）和计算机断层扫描静脉成像（computed tomography venography，CTV）均未见异常（图 5-2），因此可排除静脉窦血栓形成。

发病 2 周后患者复查 MRI（图 5-3），距首次 MRI 检查相距 12 天，影像显示 T_2 及 T_2 FLAIR 序列的高信号消失，同样增强无强化。

患者在出院前 3 天完善了脑电图检查，结果显示大致正常。在停用阿帕替尼后，患者症状逐渐改善。因此，考虑是由于靶向药物阿帕替尼对血管内皮的损伤，导致自主神经不足以调控灌注压，血管通透性改变，出现血管源性水肿。患者未再服用阿帕替尼，并于病情平稳后出院。

【讨论】

可逆性后部脑病综合征（PRES）是一组多病因引起的以神经系统异常为主要表现的综合征，以头痛、迅速进展的颅高压症状、痫性发作、视觉障碍、精神异常为主要的临床表现，影像学主要表现为可逆性大脑后部白质损害，如果不能及时识别，可能进展为脑梗死

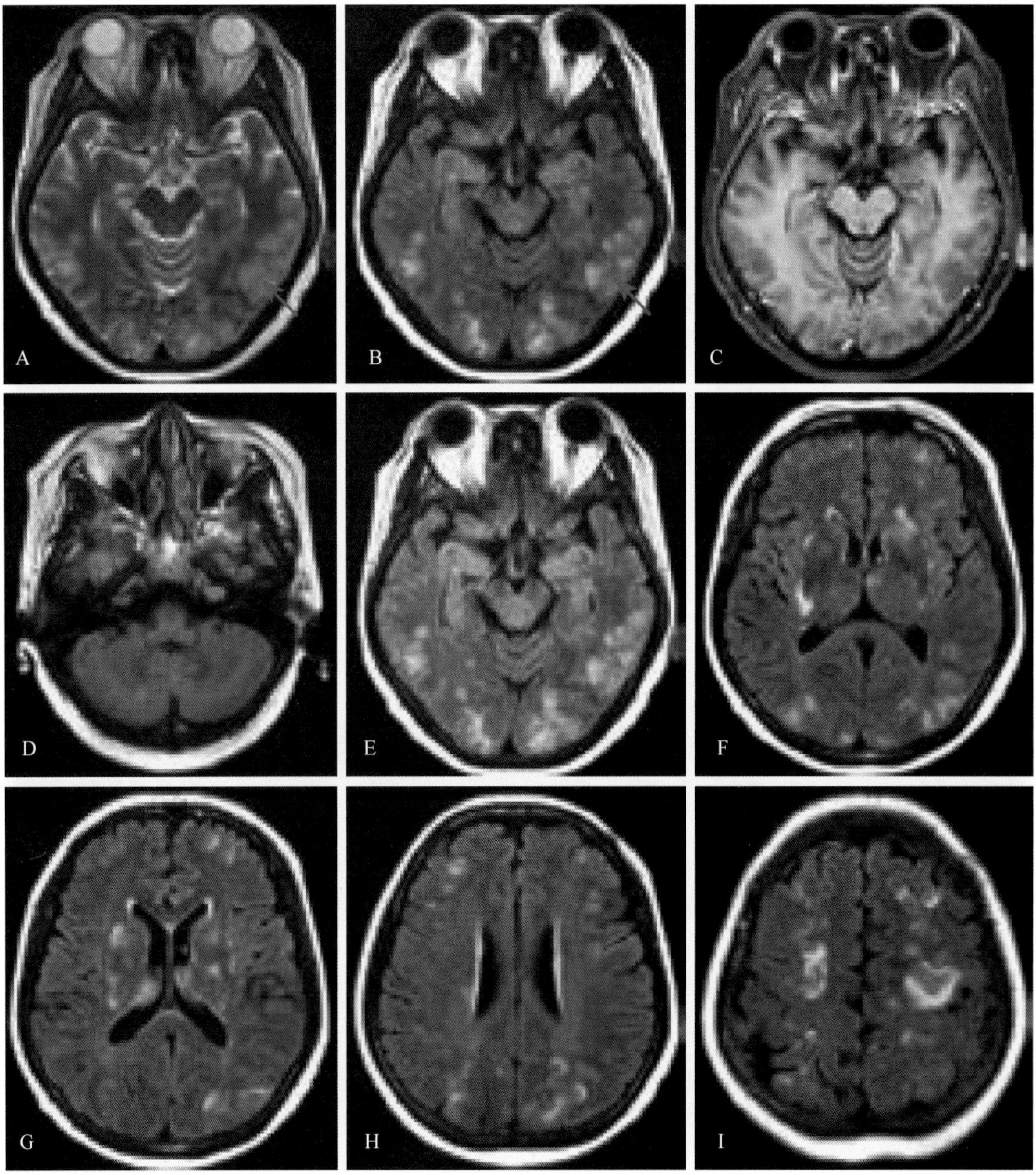

图 5-1　患者首次 MRI 成像。T_2 加权像（**A**）和 T_2 FLAIR（**B**）均显示双侧额、顶、颞、枕叶白质高信号（箭头示），增强后图像（**C**）显示病灶无强化。FLAIR（**D ～ I**）显示病变累及基底节、杏仁核、海马、丘脑、小脑和脑室旁结构，但主要分布在后部白质区域

甚至会导致死亡。

1996 年，Hinchey 首先提出了可逆性后部白质脑病综合征（reversible posterior leukoencephalopathy syndrome，RPLS）的概念，通过对 15 例由各种病因引起的具有相似临床表现及神经影像学改变的患者进行分析，发现患者 MRI 和 CT 图像显示大脑后半区有白质异常信号，其中部分累及小脑和脑干，经止痉、降血压、免疫抑制剂减量和降颅内压等对症处理后，患者 CT 和 MRI 影像学改变和神经症状消失。之后这一疾病逐渐被临床医师

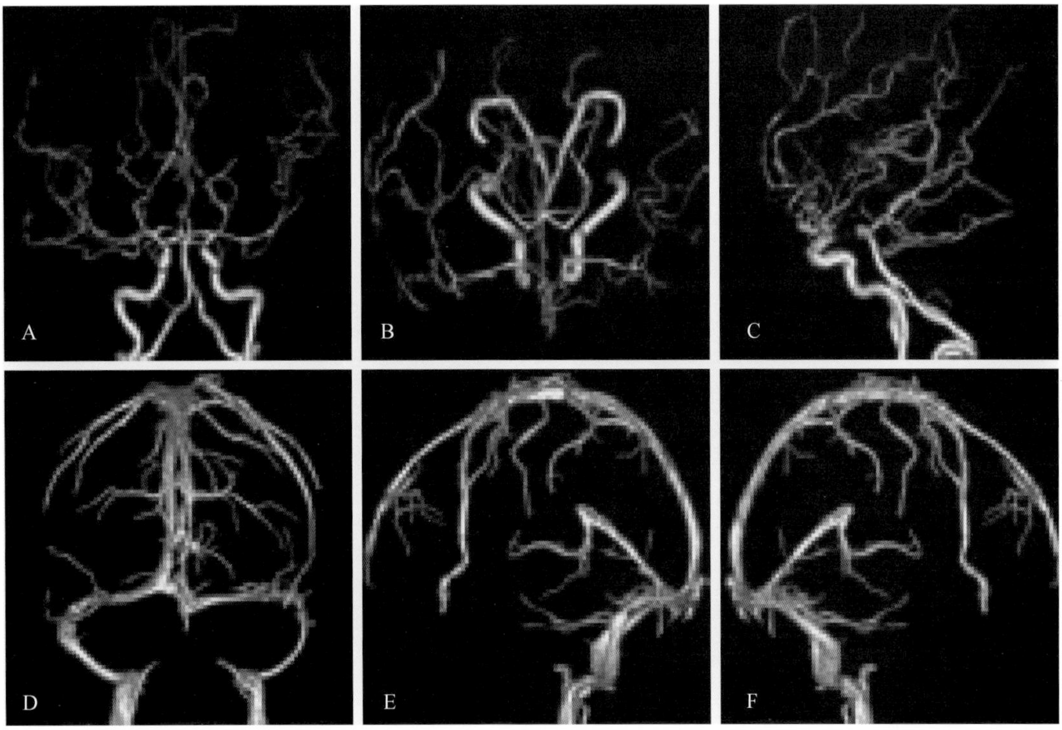

图 5-2（见书后彩图）　患者 CTA 和 CTV 检查影像。CTA（**A** ～ **C**）和 CTV（**D** ～ **F**）均未有血管异常发现

所认识，它是一种以神经系统受损为主要表现的影像学综合征。由于 RPLS 的发病原因和机制较为复杂，在许多方面尚存在争论。Chwartz 等观察到，大多数 RPLS 患者因血压突然升高引起一系列脑部病理变化，且病情也不一定都能逆转，因此建议以“高灌注性脑病”命名更为适宜。Dillon 等也观察到该综合征虽以白质水肿为主，但灰质区也有累及，则建议称“可逆性后部脑水肿综合征（reversible posterior cerebral edema syndrome，RPCES）”。Casey 等则认为，“可逆性后部脑病综合征（posterior reversible encephalopathy syndrome，PRES）”最符合临床和神经影像学表现的描述。在本章中，我们选用 PRES 这一提法。

随着临床病例的积累和先进的神经影像学检测手段的应用，人们对 PRES 提出了不同的看法，其争议主要集中在以下几方面：①病变部位是否都在大脑后动脉供应区？②病理变化是否只限于白质内？③病情转归是否能完全恢复？

1. 发病机制

多种病因可导致可逆性后部脑病综合征（PRES）的发生，常见病因有高血压、子痫、肾衰竭、自身免疫性疾病、细胞毒性药物、免疫抑制剂和靶向药物。国内外已报道的靶向药物如贝伐珠单抗、西地尼布、舒尼替尼、帕唑帕尼、硼替佐米、利妥昔单抗、维罗非尼、曲妥珠单抗、瑞戈非尼均可以导致 PRES，但对于阿帕替尼（apatinib）尚未有相关报道。

关于 PRES 的发病机制尚不十分清楚，目前主要倾向于以下学说。

（1）脑的高灌注：在正常情况下，人脑血流具有自动调节机制，当平均动脉压在一定范围时，脑血流量保持恒定状态，以维持正常脑血流灌注。但这种调节能力是有限的，当血压突然增高，突破了脑血流的自动调节能力时，脑小动脉扩张，脑组织过度灌注，毛细

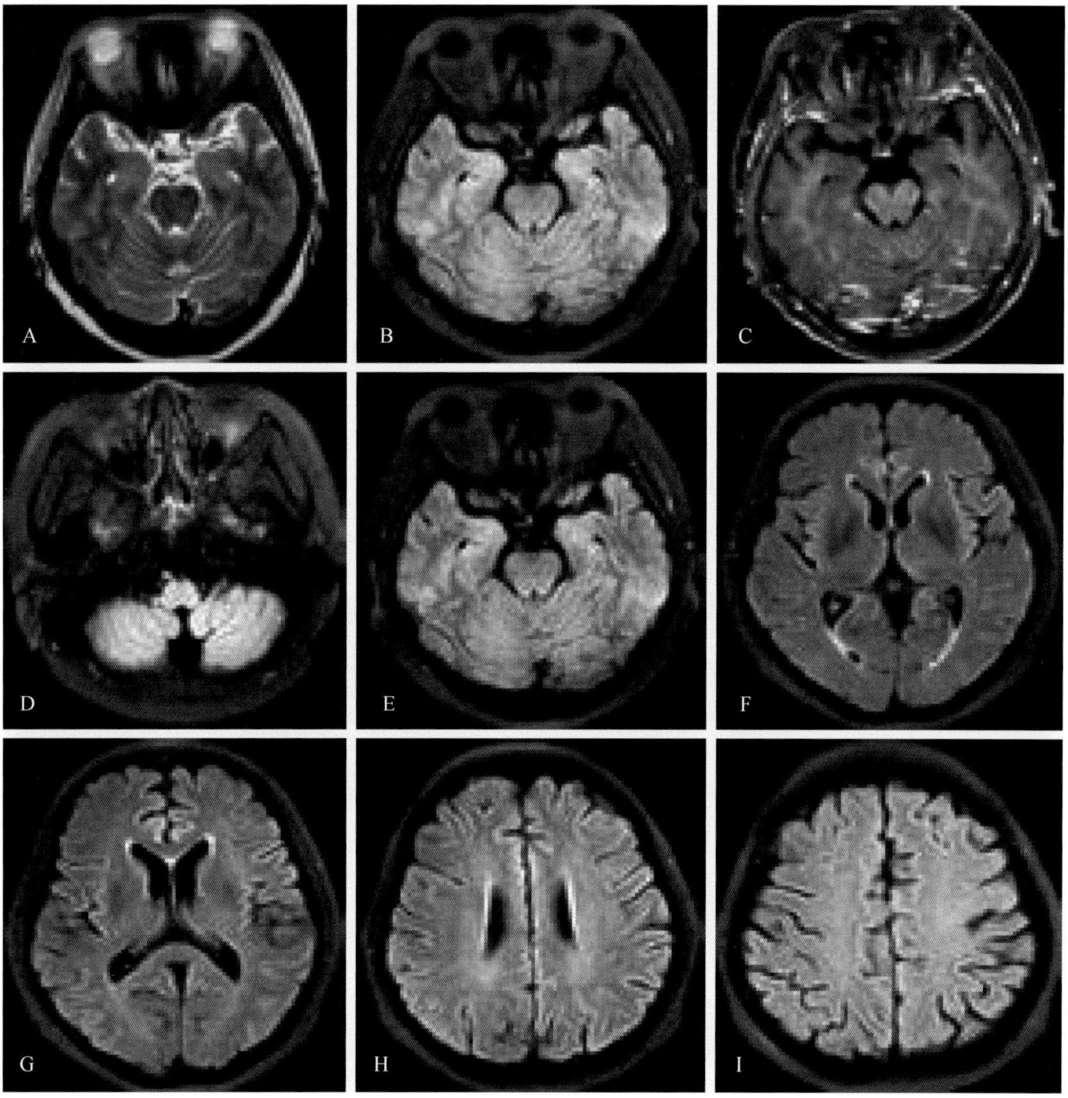

图 5-3　发病后 2 周复查头颅 MRI 影像。T_2 加权像（**A**）和 T_2 FLAIR（**B**）显示高信号病灶已经消失，增强后图像（**C**）无强化；FLAI R（**D** ～ **I**）显示入院时累及双侧额、顶、颞、枕叶、基底节、杏仁核、海马、丘脑、小脑和脑室旁结构的病灶已经消失

血管内皮间紧密连接打开，血管通透性增高，导致血管内液体渗出，产生血管源性水肿。

（2）血管内皮损伤：这是 PRES 发病的另一个重要因素。近来研究表明血压升高并非导致 PRES 的唯一发病因素，一些患者的血压仅轻度升高或在正常范围内，这表明脑血管自动调节功能障碍并非必需。Schwartz 等对 28 例先兆子痫或子痫患者进行了研究，发现高血压脑病患者脑水肿的发生与高血压程度无相关性，而与内皮细胞受损标志物（如内皮素）的升高、血液乳酸脱氢酶水平及红细胞形态异常密切相关。环孢素对血管内皮细胞有直接毒性作用，血管内皮受损后引起内皮细胞释放内皮素（endothelin，ET），导致血管痉挛、血脑屏障破坏，产生脑水肿。另外，有些 PRES 患者伴有肾功能不全或肾衰竭，导致体液潴留和代谢排泄障碍，除可造成血压升高之外，也可引起内皮损伤。对胶原血管性疾病所致 PRES 患者的研究也表明存在类似的血管内皮损伤，内皮损伤导致血管通透性增加、血脑屏障破坏，最后形成脑水肿。对于免疫抑制治疗引起 PRES 的机制还不清楚，一般认为可能与药物直接毒性、低胆固醇血症、低镁血症、血药水平超过治疗范围等原因有关，其机制也可能与血管内皮损伤有关，如对血管内皮的直接毒性、内皮素水平升高导致血管收缩等。在 PRES 的发病机制中，高血压、血管内皮损伤和体液潴留等因素在 PRES 的发病中起了重要的作用。

（3）脑血管痉挛：有学者对 PRES 患者行 DSA/MRA 检查时发现有大血管痉挛现象，而这种现象主要在妊娠子痫患者中较常见，大多数 PRES 患者并不出现此现象，考虑可能是因为子痫患者对循环内升压物质的敏感性增高、扩血管物质前列腺素的缺乏及内皮功能障碍所致，从而引起脑血管广泛痉挛和组织灌流减少。除了动脉血管痉挛外，最近有人提出新的机制，即静脉痉挛。通过对 PRES 患者行磁敏感加权成像（susceptibility weighted imaging，SWI），可见局部小静脉内极低信号影，直径大于正常小静脉，提示为静脉内血栓影像以及静脉周围出血。降压治疗后异常小静脉影完全恢复正常，考虑小静脉内血栓形成是由小静脉痉挛造成的局部血流淤滞所致，故提出小静脉痉挛参与 PRES 的发病机制。

目前多认为 PRES 的发生是多种机制共同作用的结果，包括血压升高、肾素-血管紧张素系统活性增高、液体潴留、药物或致病因子对血脑屏障的损伤等因素。例如，肾功能损害既可通过水钠潴留引起高血压，又可通过尿素氮等毒性代谢产物直接损伤血管内皮细胞，引起血管源性脑水肿。PRES 以大脑后部白质最易受累。交感神经在脑血管自我调节机制中发挥重要的调控保护作用，当血压急剧升高时，交感神经刺激可引起血管收缩起到相对保护作用，以防止过度灌注。椎基底动脉系统的交感神经分布较颈内动脉系统稀少，故在血压突然升高时，椎基底动脉供血区大脑后部更易受高灌注或血管痉挛的影响，因此 PRES 好发于大脑后部。大脑白质毛细血管丰富，组织结构较皮质疏松，细胞外液易于集中在白质。本病血管通透性的改变是可逆的过程，数周内可恢复正常，与常见的脑血管病有本质的不同。

2. 临床表现

PRES 多为急性或亚急性起病，于 12 ～ 48 h 达高峰，临床上多以头痛发作为早期症状，且多为严重的头痛，常伴有恶心、呕吐等症状，但也有少部分患者头痛程度较轻。另外，多数患者可见癫痫发作，可作为 PRES 首发症状或唯一症状，一次或多次发作，可为部分性发作、全身性发作，但癫痫持续状态少见。虽然癫痫发作在本病很常见，但多数文献报道后续随访未见发展为慢性癫痫。因其病灶多累及顶枕叶，所以常有视觉上的改变，多为偏盲、视物模糊、视觉忽视、皮质盲，偶可见幻视等。另外，早期也常出现精神状态异常和行为异常，如注意力障碍、嗜睡或昏睡、烦躁、自发动作减少及记忆力下降等。随着病情加重，意识障碍可逐渐加重，出现意识模糊、激越、失定向、嗜睡、昏睡甚至昏迷。此外，还可出现不典型症状，多与病变累及部位相关，如果病变累及小脑、脑干或基底节区等不典型部位，也会出现相应的局灶性神经缺损症状，如共济失调、一侧肢体偏瘫、锥体束征或脑神经麻痹等，各种症状不一。

3. 实验室检查

（1）乳酸脱氢酶（LDH）：LDH 的升高与 PRES 患者的内皮细胞活化状态有关，其在子痫或先兆子痫和癌症化疗患者中亦很常见。基于 LDH 具有促血管收缩作用，且血管收缩又是公认的 PRES 起病的病理生理机制，因此对于那些缺乏典型影像学改变的疑似 PRES 患者，LDH 可以作为血管内皮功能障碍的潜在的敏感的生物标志物。

（2）C 反应蛋白（CRP）：在临床治疗中，CRP 升高是一个关键的炎症标志物，与脑血管疾病的死亡、不良临床结局和心血管事件风险增加相关。CRP 已被证实对脑微血管内皮细胞有直接作用。CRP 水平的升高也可能引发或加重脑水肿，并加重因炎症造成的血管内皮损伤所导致的血脑屏障破坏。这也可能导致更严重的 PRES 症状，进而与不良预后相关。

（3）血清白蛋白水平：血清白蛋白是胶体渗透压（colloid osmotic pressure，COP）的主要贡献者，血清白蛋白水平的降低将通过降低灌注压而导致血管内液体成分滞留。血管源性水肿可因 COP 显著降低而加重。Pikeret 等报道，在血清白蛋白水平降低的 PRES 患者中，血管源性水肿更为严重，而细胞毒性水肿在 COP 正常水平的患者中更多见。研究观察到有 85% 的混合型 PRES 患者血清白蛋白降低，血清白蛋白可能是 PRES 水肿发展的潜在因素。

（4）脑脊液检测：PRES 患者的脑脊液病理变化呈非特异性。一项针对 87 例 PRES 患者的研究证实，脑脊液白蛋白水平升高和脑脊液 / 血清白蛋白比值升高是血脑屏障破坏的标志。这与另一项针对 73 例 PRES 患者的腰穿检查的回顾性研究结果一致。所有患者均发现轻微的蛋白-细胞分离，中位蛋白水平为 58 mg/dl。

4. 影像学检查

PRES 的典型影像学改变与其受累部位高度一致，最常见的异常表现是大脑半球后部双侧顶枕叶的白质水肿。随着相关研究的增多，发现病变并不局限于大脑后部白质，脑干、小脑、基底节区、大脑前部及脑皮质也可受累。病变多对称性分布，也有不对称的报道。

（1）CT：CT 通常作为急诊首选的检查手段，典型表现是发现双侧顶枕叶对称性片状低密度影，尽管有时 CT 检查不能发现超早期病灶，但在疑为脑出血、终止妊娠后恢复不理想等情况下，为排除其他脑病，应及时行 CT 检查。CT 亦可表现为两侧大脑半球散在或弥漫分布的密度减低区，边界不清，基底节区受累，同时可见邻近病变区脑池、脑沟及脑室受压变窄，以上改变基本能反映脑水肿的病理特点。经过积极治疗后患者病灶多能在短时间内明显吸收。若患者 CT 表现难以与脱髓鞘病变鉴别，则需行 MRI 检查。

（2）MRI：多数报道认为，磁共振成像（MRI）是 PRES 诊断的最佳辅助检查方法，可以通过多种扫描序列发现并确诊血管源性水肿；通过影像学随诊，相应的影像学变化对评估预后也有重要意义。MRI 典型表现为 T_1WI 序列等或低信号，T_2WI 及 FLAIR 序列片状高信号。FLAIR 对病变更加敏感，可显示早期病灶和微小病灶，有助于早期发现病变。病灶在增强扫描时通常无强化。对于具有典型临床表现的患者，FLAIR 像皮质和皮质下水肿的存在对 PRES 的诊断具有决定性意义，因此，增强对比成像似乎是不必要的。然而亦有研究显示，PRES 患者行增强 MRI 扫描时，可以表现为脑回或软脑膜强化，深部白质或硬脑膜强化极为少见。文献中的增强率各不相同，可能与时间、磁场强度和造影剂剂量有关。虽然增强现象的存在反映了血脑屏障功能障碍，但 Karia 等最近的一项研究表明，部分早期没有强化表现的患者在疾病后期，血脑屏障功能开始修复时，反而出现增强表现。

弥散加权成像（DWI）表现为等或低信号，表观弥散系数（ADC）值升高，呈片状高信号影。DWI 在细胞毒性脑水肿表现为高信号，ADC 信号则降低，多见于脑梗死的急性期，借此可以和 PRES 的血管源性水肿区别，并可反映 PRES 的预后。PRES 的重要特点就是其可逆性，经合理治疗后病灶可以完全或部分消失。如果复查发现 DWI 信号增高，ADC 值出现减低，表明可能出现不可逆的脑细胞损伤，高度提示预后不良。

磁共振波谱成像（MRS）和弥散张量成像（DTI）等 MRI 技术也被应用于 PRES 的研

究。PRES 患者的血管造影通常无明显血管狭窄，偶有血管痉挛或血管炎性改变，而 MRS 可发现 PRES 的脑组织代谢异常病灶和周围正常脑组织均存在乙酰胆碱、肌酸水平的升高和 N- 乙酰天冬胺酸水平的降低，但 2 周后随着神经功能恢复，复查 MRS 则为正常波谱，这与其可逆性相一致。

PRES 可并发脑实质内出血（包括微出血和有占位效应的血肿）和（或）蛛网膜下腔出血（SAH）。颅内出血的发生率为 15% ～ 65%，在 PRES 导致的脑出血中，微出血发生率较高。近期的一项研究发现，有占位效应的脑出血发生率为 7%，鉴于此种出血与 PRES 不良预后的相关性，其可能更具有临床意义。随着接受 SWI 序列检查的患者增加，微出血的发现率亦在增加，据报道，该序列比 T_2 序列敏感 3 ～ 6 倍。脑实质内病变发生在受水肿影响的脑实质区域。同样，蛛网膜下腔出血通常发生在血管源性水肿上方的脑凸处，而在其他位置很少见到。与动脉瘤性蛛网膜下腔出血相比，PRES 导致的 SAH 很少出现在基底池中。

5. 诊断

对于病因较明确（如高血压、妊娠子痫、免疫抑制剂及细胞毒性药物应用）的患者，如果急性或亚急性出现以头痛、癫痫发作、意识障碍、精神异常、视觉障碍等五联征为主要表现的临床症状，结合影像学特点，以及经过积极有效治疗后，2 周内症状、体征消失或恢复至病前水平，复查影像学恢复正常，可确诊为可逆性后部脑病综合征（PRES）。

2001 年 Provenzale 等首次提出了 PRES 的诊断标准：① MRI T_2WI 高信号区主要位于后部脑白质内；②至少有一个 PRES 的危险因素存在；③没有其他可能的脑白质病变原因。该标准侧重于影像学＋危险因素，未强调临床症状和复查变化。

2002 年 Covarrubias 等采用症状＋危险因素＋ MRI 的诊断标准：①急性临床表现；②存在已知的 PRES 危险因素；③符合 PRES 的 MRI 结果。该标准比较经典，可认为是目前采用的 PRES 诊断标准的最初原型。

2007 年 McKinney 等提出了 3 条 PRES 的 MRI 诊断标准，即满足下列三条之一便可诊断：①初次 MRI T_2WI 或 FLAIR 图像显示皮质或皮质下高信号，以后循环区分布为主，随访 CT 或 MRI 病灶完全吸收或显著改善；②初次 MRI T_2WI 或 FLAIR 图像显示皮质或皮质下高信号，以顶枕叶分布的后循环区为优势的典型 PRES，缺乏随访影像，但患者临床表现完全恢复至 PRES 发作前状态；③初次 MRI T_2WI 或 FLAIR 显示脑干、基底节、额叶皮质或皮质下高信号，而没有顶枕区病变，随访 MRI 显示病灶完全吸收或显著改善，并存在导致 PRES 的基础疾病及相关因素。

PRES 的诊断需要临床与神经影像学良好地结合，多数患者可以迅速得到明确的诊断，仅有少部分患者由于没有明确的病因及典型的临床表现，诊断较为困难。所幸的是，90% 以上患者具有典型的临床表现和影像学特征。

PRES 的病因通常可以通过病史询问和患者临床表现而获得，常见的病因包括：高血压（20% ～ 65%）、应用免疫抑制剂或化疗药物（20% ～ 60%）、子痫（5% ～ 15%）、败血症（5% ～ 15%）或自身免疫性疾病（5% ～ 10%），这些病因占到 PRES 的 90%。

6. 鉴别诊断

PRES 需要与基底动脉尖综合征、静脉窦血栓、脱髓鞘疾病相鉴别。

（1）基底动脉尖综合征：典型的基底动脉尖综合征多累及距状沟和枕叶中线旁结构，常伴丘脑或中脑的梗死。其发病前很少有血压的急剧升高和癫痫发作。急性期 DWI 表现为高信号，ADC 表现为低信号。PRES 多表现为双侧大脑半球后部脑白质弥漫性水肿，距状沟和后纵裂之间的枕叶通常不受累，急性期 DWI 表现为等或低信号，ADC 表现为高信号。影像学变化不同，基底动脉尖综合征的脑梗死病灶无可逆性特点，预后差；而 PRES 病灶经过及时治疗，影像学病灶可在去除病因后短期内消失。

（2）静脉窦血栓：窦汇、上矢状窦和皮质静脉血栓在临床上以颅高压、癫痫为主要表现，可伴有精神障碍、视力下降等表现，但多为双侧顶枕叶、旁中央小叶受累，CT、MRI 可发现脑静脉或静脉窦内的血栓征象，磁共振静脉成像（MRV）、全脑数字减影血管造影（DSA）可见静脉窦狭窄、充盈缺损或闭塞表现，且病变灰白质均受累。

（3）脱髓鞘疾病：这是白质病变最常见的一类疾病，包括多发性硬化、进行性多灶性白质脑病、急性播散性脑脊髓炎等。脱髓鞘疾病往往具有一些特征性的影像学表现，如颅内多发、对称、类圆形病灶。T_1 加权像呈低信号，T_2 加权像呈高信号。该类疾病缺乏基础疾病病史，病程呈缓解复发或进行性加重，脑脊液寡克隆带阳性。

7. 治疗

对于确诊 PRES 的患者，评估其病情的轻重，对于确定治疗方案很有必要。因此，Casey 等在 2000 年最先提出对 PRES 脑水肿程度的评价分级标准，该标准将脑水肿分为 4 级：① 0 级，正常；② 1 级，轻度脑水肿，即顶枕叶和（或）额叶后部皮质或皮质下轻微散在的水肿，有少许占位效应，不累及其他区域；③ 2 级，中度脑水肿，即更加融合的明显水肿、轻微占位效应，及额叶或颞叶后部不同程度受累，也可能出现少许的单侧小脑或中央区受累；④ 3 级，重度脑水肿，即有融合性水肿、占位效应，明显累及双侧的额叶或颞叶以及下列任何区域——中央沟区、脑干或小脑。这种脑水肿分级标准主要根据水肿的范围和占位效应划分，简单易行，在临床及科研工作中得到广泛认可和使用。

PRES 治疗的关键在于早期发现、正确识别及合理恰当的对症治疗。因大多数患者伴有严重基础疾病，因此病因治疗显得尤为重要，如控制血压、停用或减量使用可疑危险药物、改善肾功能、调节免疫等。降压治疗比较关键，但却未达成统一的降压方案，有人认为血压应该在 4 ～ 6 h 内逐步降至正常，不能过快降压，尽量达到平稳降压，而脑梗死急性期的血压可以适当放宽。也有人建议至少在原始血压的水平降低 30% ～ 40%，具体的降压方案可根据临床观察及患者情况进行调整。拉贝洛尔和尼卡地平通常是治疗 PRES 患者高血压的一线药物，也可以考虑使用硝普钠、艾司洛尔、肼屈嗪、二氮嗪或尼莫地平。不建议使用硝酸甘油，因为据报道硝酸甘油可通过引起脑血管扩张而加重脑水肿。血压降低可防止血管源性水肿发展为细胞毒性水肿、梗死或永久性神经功能缺损。硫酸镁、丙泊酚、苯二氮䓬类药物、苯妥英、巴比妥类可用于治疗癫痫。对于肾功不全引起的 PRES，血液透析可缓解症状。

由于 PRES 的病理特点为血管源性脑水肿，因此人们一直在探讨是否能够应用糖皮质激素治疗 PRES。一些医生认为可以利用糖皮质激素消除炎症及血管源性水，但也有人认为糖皮质激素可能导致血压升高，因此并不主张常规使用激素。

8. 预后

PRES 最初被描述为一种可逆的良性疾病，这一观点日益得到广泛的认可。早期数据表明，PRES 具有良好的短期和长期预后。近期随着预后不佳的 PRES 病例报告的逐步增加，“恶性的”“严重的”“致命的”等词汇也见于对于 PRES 的描述，部分患者因病情危重，需要在 ICU 长期治疗。在不同的 PRES 人群亚组中，均有关于 PRES 死亡、永久性神经功能缺损甚至死亡的病例报告。相关研究显示，PRES 的死亡率为 8% ～ 19%，不良预后发生率为 26% ～ 37%。

目前，有关 PRES 患者预后的研究资料比较有限，对其预后的有关预测仍存在争议。目前已知的决定其预后的因素有以下几个。

（1）致病原因：PRES 的致病原因可能对其临床症状没有影响，但可能会对患者的预后产生影响。在大多数情况下，经历化疗、败血症的患者预后不良。若致病原因不能及时消除，则提示患者预后不良。医师应警惕 PRES 的潜在病因，以便通过及时诊断和适当治疗，降低发病率。

高血压不应是 PRES 脑水肿发展的决定性因素或先决条件，适当降低血压可防止病变从血管源性水肿发展为细胞毒性水肿、梗死甚至永久性神经功能缺损。

（2）并发症：由于 PRES 常伴有严重并发症，一些患者可能会出现神经系统后遗症。最近的一项回顾性研究发现，既往存在糖尿病史和胼胝体受累是 PRES 预后不良的危险因素。Singer 等发现，在具有肿瘤病史的 PRES 患者中，84% 患者的神经系统症状和体征完全消失，81% 神经影像学异常改变可逆转，该组患者的死亡率为 19%，但没有一例死亡与 PRES 直接相关。这与一项由癌症治疗引发 PRES 的 35 例儿科患者的回顾性研究相一致，该研究还显示，19% 的患者因持续性癫痫而需要长期进行抗惊厥治疗

（3）影像学改变：近期的回顾性研究显示，MRI 显示的病变严重程度，可能与临床预后有显著相关性。MRI 所示病变的严重程度，包括 ADC 值，可能是判断预后的一个重要因素。根据这些研究，有理由提出水肿的严重程度，以及病因和部分生化指标，也可能与预后判断有关。

9. 今后研究的方向

（1）动物模型：在已有的探讨 PRES 病理生理机制的研究中，脑灌注过多和灌注不足均有报道，这就使脑灌注的变化在 PRES 患者中出现了矛盾的情况。有鉴于此，设计一个可靠的脑灌注障碍动物模型将是 PRES 研究走向深入的关键。已有研究成功建立了去氧肾上腺素连续输注致大鼠急性高血压状态的动物模型。经 7.0T MRI 检查发现，该动物模型中存在典型的血管源性水肿的影像学表现。该研究还证实在急性高血压状态下存在脑血管源性水肿、高灌注和血脑屏障通透性增加，这支持了 PRES 自我调节功能障碍的假设。

（2）影像学研究：未来的影像学研究方案应侧重于血管成像和灌注成像，以期发现 PRES 的血流动力学特征，并以此展开针对病因学及疾病严重程度判断的研究。此外，脑血管自动调节的非血管内连续监测可能有助于最佳的血流动力学管理和个体血压目标的定义，从而在脑血管自动调节的范围内维持恒定的脑血流（CBF）。功能 MRI 也可以用于高危 PRES 患者的基线与发作期对照研究，这有助于明确病因，并预测患者的后遗症。

【诊疗体会】

阿帕替尼是一种酪氨酸激酶抑制剂，通过抑制血管内皮生长因子受体 2 来抑制肿瘤的生长，可改善晚期实体肿瘤的预后，已被广泛用于晚期胃癌、非小细胞肺癌、乳腺癌等晚期实体肿瘤患者。在抗肿瘤血管生成的靶向治疗中，PRES 是该药少见的不良反应。本患者在住院后通过影像学检查和临床危险因素的排查，排除脑部动脉和静脉病变、血管危险因素等原因导致的 PRES，同时，患者是在服用靶向药物后出现特征性的临床表现和影像学改变，停用药物后 1 ～ 2 周内症状、体征消失，复查神经影像学恢复正常，因此考虑本例患者为阿帕替尼所致 PRES。本病例是临床上第 1 例阿帕替尼导致 PRES 的病例，此前未有报

道。幸运的是，在经过几周的正确诊治后，患者症状明显缓解。总而言之，PRES 在及时恰当的诊治后通常是可逆的。神经内科和肿瘤科医师应该增强意识，一旦怀疑或确立诊断，应积极寻找病因，并正确诊治。

PRES 是一种预后相对良好的疾病，多数患者可以完全康复而不遗留神经系统症状和体征。但由于患者往往同时具有严重的基础疾病，早期正确的诊断和鉴别诊断往往具有一定难度，因此临床医师必须提高对本病的熟悉程度，通过翔实的病史、体格检查和头颅影像学的综合分析，才能得出正确的结论。本病例是由肿瘤靶向治疗药物阿帕替尼所致 PRES，既往未见临床报道，提示在临床中注意少见原因所致疾病，及时去除诱发因素，有利于患者的诊断、治疗和预后。

参考文献

[1] Wang W，Zhao LR，Lin XQ，et al. Reversible posterior leukoencephalopathy syndrome induced by bevacizumab plus chemotherapy in colorectal cancer. World J Gastroenterol，2014，20（21）：6691-6697.

[2] Kim CA，Price-Hiller J，Chu QS，et al. Atypical reversible posterior leukoencephalopathy syndrome（RPLS）induced by cediranib in a patient with metastatic rectal cancer. Invest New Drugs，2014，32（5）：1036-1045.

[3] Costa Ricardo，Costa Rubens，Costa Renata，et al. Reversible posterior encephalopathy syndrome secondary to sunitinib. Case Rep Oncol Med，2014，2014：952624.

[4] Foerster R，Welzel T，Debus J，et al. Posterior reversible leukoencephalopathy syndrome associated with pazopanib. Case Rep Oncol，2013，6（1）：204-208.

[5] Mizutani M，Nakamori Y，Sakaguchi H，et al. Development of syndrome of inappropriate secretion of ADH and reversible posterior leukoencephalopathy during initial rituximab-CHOP therapy in a patientwith diffuse large B-cell lymphoma. Rinsho Ketsueki，2013，54（3）：269-272.

[6] Khurana A，Dasanu CA. Posterior reversible encephalopathy syndrome due to targeted agents：vemurafinib among suspects! J Oncol Pharm Pract，2015，85（11）：443-450.

[7] Singer S，Grommes C，Reiner AS，et al. Posterior reversible encephalopathy syndrome in patients with cancer. Oncologist，2015，20（7）：806-811.

[8] Budhoo A，Mody GM. The spectrum of posterior reversible encephalopathy in systemic lupus erythematosus. Clin Rheumatol，2015，34（12）：2127-2134.

[9] Hinduja A，Habetz K，Raina S，et al. Predictors of poor outcome in patients with posterior reversible encephalopathy syndrome. Int J Neurosci，2017，127（2）：135-144.

[10] Tambasco N，Mastrodicasa E，Salvatori C，et al. Prognostic factors in children with PRES and hematologic diseases. Acta Neurol Scand，2016，134（6）：474-483.

[11] Khan RB，Sadighi ZS，Zabrowski J，et al. Imaging patterns and outcome of posterior reversible encephalopathy syndrome during childhood cancer treatment. Pediatr Blood Cancer，2016，63（3）：523-526.

[12] Sha Z，Moran BP，McKinney AM，et al. Seizure outcomes of posterior reversible encephalopathy syndrome and correlations with electroencephalographic changes. Epilepsy Behav E&B，2015，48：70-74.

[13] Heo K，Cho KH，Lee MK，et al. Development of epilepsy after posterior reversible encephalopathy

syndrome. Seizure，2016，34：90-94.

[14] Zweifel C，Dias C，Smielewski P，et al. Continuous time domain monitoring of cerebral autoregulation in neurocritical care. Med Eng Phys，2016，36（5）：638-6 45.

[15] Miller TR，Shivashankar R，Mossa-Basha M，et al. Reversible cerebral vasoconstriction syndrome，part 2：diagnostic workup，imaging evaluation，and differential diagnosis. AJNR Am J Neuroradiol，2015，36（9）：1580-1588.

[16] Miller TR，Shivashankar R，Mossa-Basha M，et al. Reversible cerebral vasoconstriction syndrome，part 1：epidemiology，pathogenesis，and clinical course. AJNR Am J Neuroradiol，2015，36（8）：1392-1399.

[17] Granata G，Greco A，Iannella G，et al. Posterior reversible encephalopathy syndrome in sight into pathogenesis，clinical variants and treatment approaches. Autoimmun Rev，2015，14（9）：830-836.

[18] PakK J，Hu T，Fee C，et al. Acute hypertension：a systematic review and appraisal of guidelines. Ochsner J，2014，14（4）：655-663.

[19] James PA，Oparil S，Carter BL，et al. 2014 evidence-based guideline for the management of high blood pressure in adults：report from the panel members appointed to the Eighth Joint National Committee（JNC 8）. JAMA，2014，311（5）：507-520.

[20] Singh RR，Ozyilmaz N，Waller S，et al. A study on clinical and radiological features and outcome in patients with posterior reversible encephalopathy syndrome（PRES）. Eur J Pediatr，2014，173（9）：1225-1231.

第 6 章　病毒性脑炎继发抗 $GABA_BR$ 抗体相关脑炎

病例 6

【主诉】

患者，女性，30 岁，发热、言语不清伴抽搐发作，认知功能下降 9 周。

【现病史】

患者于 9 周前无明确诱因出现发热（具体体温不详），伴言语不清，能简单听懂提问，回答不切题，伴有流口水，就诊我院急诊时出现意识障碍、双眼上翻、四肢僵直，伴小便失禁，约 1 min 后逐渐缓解，意识转清；共发生 6 次，每次症状同前，均能自行缓解，意识恢复后，对发作过程无记忆。查头颅 CT 示左额颞叶、岛叶低密度影。腰穿检查可见压力 280 mmH_2O，细胞总数 468/mm^3，白细胞数 368/mm^3，考虑颅内感染性疾病的可能性大。给予头孢曲松 2.0 g 每日 1 次及更昔洛韦 0.25 g 每 8 h 一次，静点 3 天，体温在 38℃左右波动。经急诊入院后行头颅 MRI 示双侧额叶、颞叶、岛叶多发斑片状长 T_1、长 T_2 信号影，考虑诊断病毒性脑炎，继续抗病毒治疗，并给予甲泼尼龙 500 mg，静脉滴注，疗程 5 天，之后递减至口服甲泼尼龙，患者症状明显改善，言语功能恢复正常，遂出院（起病 4 周后）继续口服激素治疗。1 周前患者无明确诱因出现认知功能下降，表现为记忆力明显减退。复查头颅 MRI 发现额叶病灶较前扩大，强化较前明显。为求系统诊治再次入院治疗。

【既往史】

既往体健。

【家族史】

否认类似家族病史及其他遗传病史。

【查体】

发育正常，血压 125/80 mmHg，心率 80 次 / 分。双肺呼吸音清，未闻及干湿啰音，心律齐，未闻及明显杂音。腹软，无压痛及反跳痛，肝脾肋下未触及，双下肢无水肿。

【神经系统专科查体】

- 精神智能状态：神清，不全混合性失语，高级神经功能查体不合作，时间、地点、人物定向力检查不能完成，记忆力、计算力检查不能完成。
- 脑神经

（1）Ⅰ：未查。
（2）Ⅱ：双眼视力、视野检查不能配合，眼底视盘边界清楚。
（3）Ⅲ、Ⅳ、Ⅵ：双侧瞳孔等大等圆，直径 3 mm，双侧瞳孔直接及间接对光反射灵敏，眼球各向运动充分，未引出眼震。
（4）Ⅴ：双侧面部针刺觉检查不能配合，双侧角膜反射正常引出，下颌反射未引出。
（5）Ⅶ：双侧咀嚼对称有力。双侧额纹、面纹对称，闭目及示齿检查不能配合。
（6）Ⅷ：听力检查不能配合。
（7）Ⅸ、Ⅹ：腭垂居中，双侧软腭抬举正常对称，双侧咽反射存在。
（8）Ⅺ：双侧转颈、耸肩对称有力。
（9）Ⅻ：伸舌居中，未见舌肌萎缩、纤颤。

- 运动系统：四肢肌容积正常，肌力 5 级。肌张力正常对称。
  （1）共济运动：双侧指鼻试验、跟膝胫试验、闭目难立征检查均不能配合。
  （2）步态：步态大致正常。
- 反射：四肢腱反射正常，病理反射未引出。
- 感觉系统：双侧深浅感觉、皮质感觉检查不能配合。
- 脑膜刺激征：阴性。

【辅助检查】

1. 实验室检查

（1）起病后 1 周腰穿（急诊）：脑脊液压力 280 mmH_2O。脑脊液常规：细胞总数 468/μl，白细胞数 368/μl，多核细胞 48.1%，单核细胞 51.9%。脑脊液生化：蛋白质 36.1 mg/dl，氯化物 121.1 mmol/L，葡萄糖 3.7 mmol/L（同期血糖 6.46 mmol/L）。脑脊液涂片墨汁染色未见新型隐球菌，脑脊液涂片革兰氏染色未见细菌。结核分枝杆菌抗体试验（血清、脑脊液）均阴性。

脑脊液蛋白电泳：脑脊液 IgG 寡克隆区带阴性，脑脊液特异 IgG 寡克隆区带阴性。脑脊液鞘内 IgG 合成率、脑脊液白蛋白均在正常范围。

血清 IgG 寡克隆区带阴性。

神经系统感染病毒抗体检测：巨细胞病毒抗体 IgG 阴性；单纯疱疹病毒抗体 IgG 阴性；风疹病毒抗体 IgG 阴性；EB 病毒衣壳抗原 IgG 抗体阴性，EB 病毒核心抗原 IgG 抗体阴性；巨细胞病毒抗体 IgG 阴性。

血清神经元抗原谱抗体：抗 -YO 抗体（弱阳性）。

脑脊液及血清自身免疫性脑炎抗体：阴性。

（2）起病后 3 周腰穿（住院 2 周后）：脑脊液压力 285 mmH_2O。脑脊液常规：外观无色清，潘氏试验（－），细胞总数 149/μl，白细胞数 49/μl，单核细胞 100%。脑脊液生化：氯化物 121.4 mmol/L，蛋白质 55.7 mg/dl，葡萄糖 3.3 mmol/L。

脑脊液 MAPMI 超广谱病原微生物 mNGS 检测报告：检测出人单纯疱疹病毒 1 型（HSV-1）。

（3）起病后 5 周腰穿（住院 4 周后）：脑脊液压力 150 mmH_2O。脑脊液常规：细胞总数 125/μl，白细胞数 25/μl，单核细胞 72%，多核细胞 28%。脑脊液生化：氯化物 118 mmol/L，蛋白质 71.53 mg/dl。

脑脊液 MAPMI 超广谱病原微生物 mNGS 检测报告：未检出病毒。

2. 影像学检查

（1）起病后 1 周（首次）头颅 MRI：双侧额叶、颞叶、岛叶多发斑片状稍长 T_1、稍长 T_2 信号影，T_2 FLAIR 序列高信号，DWI 高信号，ADC 低信号；增强扫描双侧额颞部软脑膜可见线样强化（图 6-1）。

（2）起病后 9 周（门诊复查）头颅 MRI：双侧额叶、颞叶、岛叶多发异常信号，符合脑炎表现，与前次相比，双额叶病变范围较前扩大，强化较前明显（图 6-2）。

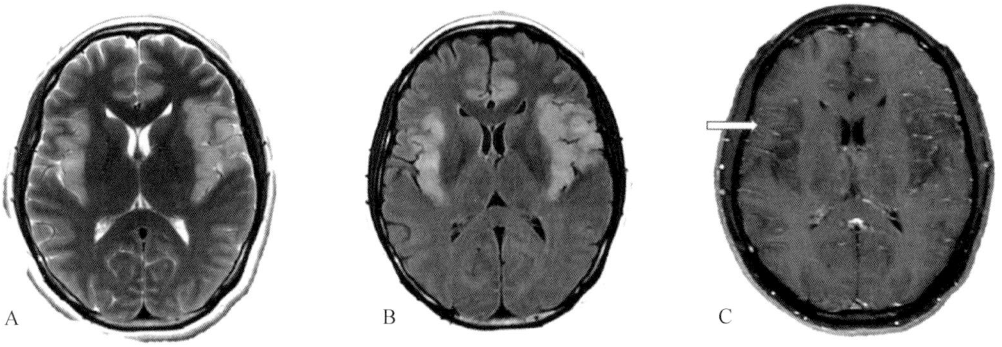

图 6-1　患者起病后 1 周（首次）MRI。双侧额叶、颞叶、岛叶多发斑片状稍长 T_1、稍长 T_2 信号影，T_2 FLAIR 序列呈高信号，增强扫描双侧额颞部软脑膜可见线样强化（箭头示）。**A.** T_2 序列；**B.** FLAIR 序列；**C.** 增强序列

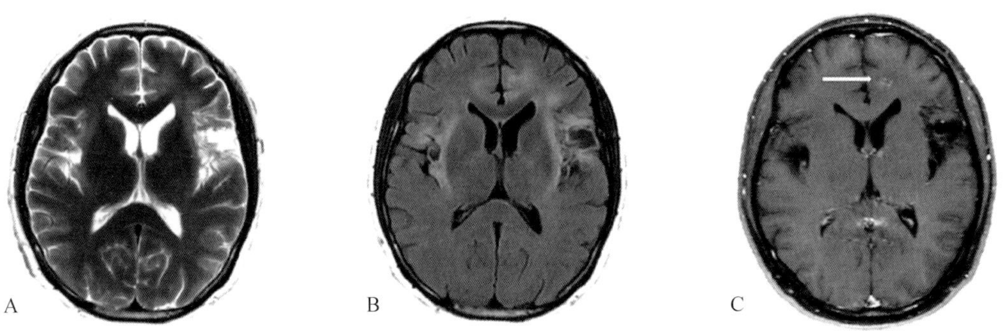

图 6-2　患者起病后 9 周（门诊复查）MRI。双侧额叶、颞叶、岛叶多发异常信号，符合脑炎表现，与前次相比，双额叶病变范围较前扩大，强化较前明显（箭头示）。**A.** T2 序列；**B.** FLAIR 序列；**C.** 增强序列

【诊疗经过】

患者 9 周前急性起病，主要表现为头痛、发热、痫性发作及精神行为异常；腰穿压力升高，脑脊液白细胞轻度升高，蛋白质轻度升高，糖、氯化物变化不明显，脑脊液 MAPMI 超广谱病原微生物 mNGS 检测报告示检出人单纯疱疹病毒 1 型；头颅 MRI 示双侧额叶、颞叶、岛叶多发异常信号。综上所述，患者病毒性脑炎诊断明确，给予抗病毒及甲泼尼龙治疗有效，患者症状缓解，腰穿复查各项指标均有改善，脑脊液压力恢复正常。患者 1 周前出现认知功能减退，MRI 可见颅内病灶及强化均有加重。综合分析患者既往病史，患者本次入院存在两种可能，即病毒性脑炎复发或继发于病毒性脑炎的自身免疫性脑炎。为明确

诊断，入院后再次行腰穿检查，结果如下：

（1）脑脊液压力 160 mmH_2O。脑脊液常规：外观无色微浊，潘氏试验（＋），细胞总数 9/μl，白细胞数 9/μl。脑脊液生化：氯化物 129 mmol/L，葡萄糖 3.76 mmol/L，蛋白质 65.2 mg/dl。

（2）脑脊液 IgG 寡克隆区带阳性（＋），血清 IgG 寡克隆区带阴性（－），脑脊液特异 IgG 寡克隆区带阳性（＋）。

血液和脑脊液神经系统感染病毒抗体检测：单纯疱疹病毒 1 型抗体 IgG 均阳性（＋）。

血液和脑脊液抗 $GABA_BR$ 抗体均阳性，滴度 1∶10。

患者脑脊液各项检查结果不支持病毒性脑炎的诊断，依据自身免疫性脑炎抗体结果，支持抗 $GABA_BR$ 抗体相关脑炎的诊断。

依据《2017 年自身免疫性脑炎中国专家共识》，患者可以考虑诊断自身免疫性脑炎，但目前的问题是，患者本次的自身免疫性脑炎是单发事件还是继发于前次的病毒性脑炎？为了进一步明确诊断，经过与患者充分沟通后，行脑组织微创活检，并行扫描电镜检查，结果如图 6-3 所示。

患者脑组织细胞核内可见病毒样颗粒，结合相关检查结果，支持前次入院的病毒性脑炎诊断，本次入院考虑为病毒性脑炎继发的抗 $GABA_BR$ 抗体相关脑炎。再次予甲泼尼龙 500 mg 冲击并序贯治疗，患者症状改善，复查 MRI，颅内异常信号有所缩小，强化消失（图 6-4）。

【讨论】

脑炎泛指发生于脑实质的炎症。依据导致脑炎的病因不同，可将脑炎分为感染性脑炎

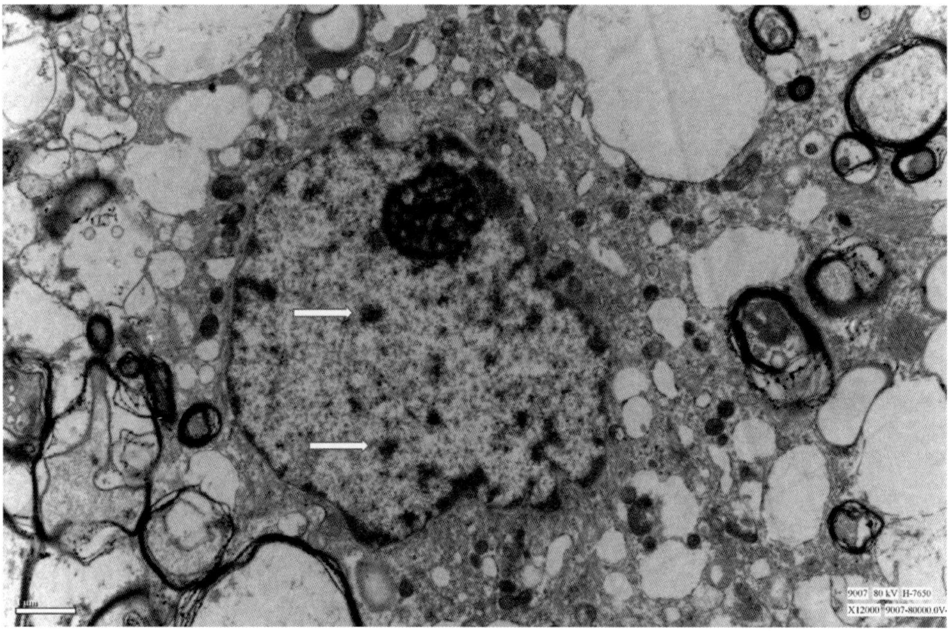

图 6-3　超薄切片电镜检查。送检脑组织内血管内皮细胞增生，血管周围大量炎细胞浸润。细胞核内可见少量病毒样颗粒（白色箭头示），直径约为 50 nm，核周间隙偶见成群的病毒样颗粒

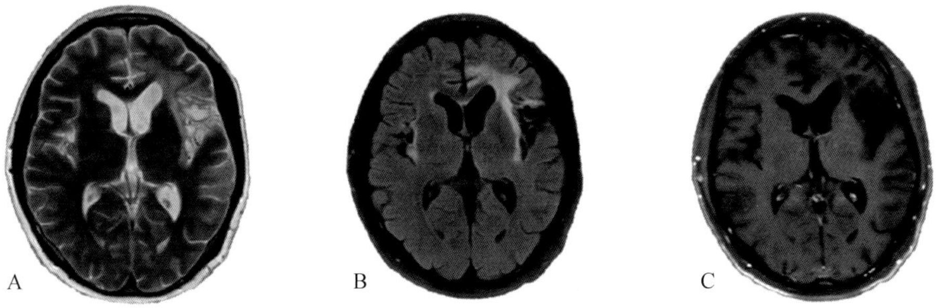

图 6-4　患者起病后 13 周（出院前复查）MRI。双侧额叶、颞叶、岛叶多发异常信号，与前次相比，颞叶病变范围较前缩小，无明显强化。**A.** T_2 序列；**B.** FLAIR 序列；**C.** 增强序列

（病毒、细菌或寄生虫）和非感染性脑炎（代谢性、毒性、自身免疫性、副肿瘤性）两大类。

（一）病毒性脑炎

1. 流行病学

在欧美地区，脑炎是一种相对罕见的疾病。据报道，各种病因引发的脑炎发病率为（0.7 ～ 12.6）/10 万（成人）和（10.5 ～ 13.8）/10 万（儿童）。在全世界的脑炎病例中，85% 的患者病因不明，造成这种结果的部分原因是诊断能力有限以及不断出现新的病原体。在一项英国的研究中，203 名脑炎患者进行了详尽的病因学检测，仍有 37% 的患者未发现明确的原因。单纯疱疹病毒性脑炎（herpes simplex virus encephalitis，HSE）仍然是工业化国家最常见的散发性病毒性脑炎，在所有的散发性病毒性脑炎中，HSE 可占 10% ～ 15%。HSE 的发病年龄呈双峰分布，主要影响儿童和老年人。水痘带状疱疹病毒（varicella zoster virus，VZV）脑炎的发病率仅次于 HSE，更常见于免疫功能缺陷的个体，可占该人群病毒性脑炎总数的 19% ～ 29%。

2. 临床表现

病毒性脑炎的临床表现与病变所累及脑实质的功能相关。例如，HSE 表现为典型的颞叶相关症状，出现人格改变、精神行为异常、幻嗅，以及急性出现的、无原因的恐怖感，部分具有这样症状的患者最初可能被误诊为精神疾病。下额叶和颞叶受累也可能表现为视野缺损、储存或回忆新信息困难、面瘫及主要累及手臂的肢体瘫痪，优势半球受累时可以出现失语症。

西尼罗河病毒和东部马脑炎病毒多累及基底节和丘脑，患者会出现与受累部位相关的震颤或其他运动障碍。肠道病毒 -71、黄病毒（如西尼罗河病毒、日本脑炎病毒）和阿尔法病毒（如东部马脑炎病毒）可导致脑干脑炎，表现为自主神经功能障碍、后组脑神经受累和呼吸功能障碍。尽管存在这些致病病毒与临床表现的关联，但不能仅仅依靠临床症状和体征来确定病毒性脑炎的具体致病病毒。

3. 辅助检查

（1）脑脊液检查：对于中枢神经系统感染的患者应迅速开始抗感染治疗，因此在患者疑似病毒性脑炎时，最紧迫的问题是，是否应该立即给予抗病毒药物。除非患者有明确的禁忌证，如凝血异常、腰椎穿刺部位的局部感染或影像学检查提示有明显的占位性改变，否则所有怀疑中枢神经系统感染的患者均应尽快行腰穿检查。如果患者有中度至重度意识

障碍、局灶性神经功能缺损、视盘水肿、癫痫、伴有高血压的心动过缓或免疫功能低下状态，则应在腰穿前进行头部 CT 检查。如果 CT 检查迅速完成且没有禁忌证，腰穿要尽量在 1 ～ 2 h 之内完成。如果患者仅存在轻度意识水平下降而没有局灶性神经功能缺损，可直接行腰穿检查而不要耽误时间去做 CT 检查（假如 CT 检查需要数小时）。

除了标准实验室评估外，所有疑似病毒性脑炎的患者都应接受 HIV 感染检查，这可能会改变后续的诊断方向和经验性治疗的用药范围。HSE 患者的脑脊液表现存在从正常、淋巴细胞增多到出血的多种差异性表现。迄今为止，还不能通过脑脊液常规检查将 HSE 与其他病毒性脑炎区分开来。因此，分子生物学检测（如 PCR）和血清学检测对于确定特定的诊断是很重要的。感染的早期阶段，5% ～ 10% HSE 患者的脑脊液检查结果正常，HSV-PCR 阴性。所以对于高度怀疑 HSE 诊断的患者，建议 24 ～ 48 h 重复腰穿。HSE 患者即使在抗病毒治疗开始 1 周以后，仍有 80% 可以在脑脊液中得到 PCR 阳性结果。从急诊医学的角度来看，可治的病毒性脑炎主要是 HSV 和 VZV 感染，因此不必强求待昂贵的分子生物学检测结果回报后再开始抗病毒治疗。当然，微生物实验室保存患者脑脊液标本将会有助于其他临床医师在不重复腰穿的情况下，根据需要扩大初始诊断检查的范围。

（2）影像学检查：影像学检查是 HSE 诊断的重要辅助手段。它能够及早发现脑炎病灶及其侵犯范围，为早期诊断和治疗提供直观依据。目前常用的影像学检查方法主要是 MRI 和 CT。大约 1/4 的 HSE 患者头颅 CT 存在异常，大约 90% 的患者可见 MRI 异常表现。HSE 的好发部位主要是额、颞、枕叶的近皮质区，有时可同时累及灰质及白质。CT 检查主要表现为病变区平扫呈低密度灶，MRI 主要表现为病变区的长 T_1 及长 T_2 信号。增强扫描 CT 与 MRI 均表现为近皮质区呈线状及条片状强化。经治疗后若强化的范围缩小，则提示病情好转。近年来，MRI 弥散加权成像（DWI）、磁共振波谱成像（MRS）和磁敏感加权成像（SWI）的应用对 HSE 诊断提供了更多的方法。因此，应对所有疑似脑炎的患者进行多序列 MRI 检查。

（3）电生理检查：所有疑似脑炎的患者无须常规进行脑电图检查。然而在一些情况下，脑电图检查具有独特的潜在诊断价值。首先，对于昏迷等意识水平下降的患者，脑电图可显示需要抗癫痫治疗的非惊厥状态癫痫。在有精神症状的患者中，异常的脑电图可以对鉴别病因提供帮助。

4. 诊断

HSE 的临床诊断依据是：①口唇或生殖道疱疹史；②发热、明显精神行为异常、抽搐、意识障碍及早期出现的局灶性神经系统损害体征；③脑脊液白细胞数增多（白细胞数 $\geqslant 5/mm^3$），糖和氯化物正常；④脑电图表现为以颞、额区损害为主的弥漫性异常；⑤头颅 CT 或 MRI 发现主要累及颞叶、额叶的片状异常信号；⑥特异性抗病毒药物治疗有效。

确诊尚需选择如下检查：①脑脊液中发现 HSV 抗原或抗体；②脑组织活检或病理发现组织细胞核内包涵体，或原位杂交发现 HSV 病毒核酸；③脑脊液 PCR 检测发现该病毒 DNA；④脑组织或脑脊液标本 HSV 分离、培养和鉴定。

本例患者起病形式、临床表现、实验室检查及影像学检查均支持单纯疱疹病毒性脑炎的诊断，后期脑脊液 MAPMI 超广谱病原微生物 mNGS 检测确认单纯疱疹病毒 1 型（HSV-1）感染，脑组织活检发现细胞核内病毒颗粒，单纯疱疹病毒性脑炎诊断明确。

5. 治疗

早期诊断和治疗是降低本病死亡率的关键，主要包括病因治疗，辅以免疫治疗和对症支持治疗。如果患者已经存在延误或者症状恶化，则应给予阿昔洛韦治疗。对于细菌性脑膜炎，入院和治疗开始之间如果延误 6 h 以上，可能影响预后。对于 HSE，入院到开始治疗之间的延误超过 2 天，将影响预后。

一项对 93 名患者进行的多中心观察研究发现，与不良预后显著相关的两个因素是患者的病情［简化急性生理学评分（simplified acute physiology score）＞27］，以及发病后超过 48 h 才开始使用阿昔洛韦。在另一项回顾性研究中，与阿昔洛韦起效延迟显著相关的临床因素包括：严重的潜在疾病（OR 4.1，95% 可信区间 1.5 ～ 11.7）、酒精滥用（OR 3.4，95% 可信区间 1.3 ～ 8.9）、从入院到第 1 次脑成像延迟超过 1 天（OR 8.4，95% 可信区间 3.9 ～ 18.0），以及入院时脑脊液检查白细胞数＜ $10/mm^3$（OR 2.5，95% 可信区间 0.7 ～ 5.8）。

目前经典的抗病毒药物包括：阿昔洛韦、更昔洛韦和磷钾酸钠。

（二）自身免疫性脑炎

自身免疫性脑炎（autoimmune encephalitis，AE）泛指一大类由于免疫系统针对中枢神经系统抗原产生免疫反应而导致的疾病，以急性或亚急性发作的癫痫、认知障碍及精神行为异常为主要临床特征，是临床误诊率较高的神经科急症之一。

1. 病理

AE 的神经病理学改变主要表现为以淋巴细胞为主的炎症细胞浸润脑实质，并在血管周围形成套袖样结构。以上表现与病毒性脑炎相似，但不能在脑组织中检出病毒抗原、核酸及包涵体。

2. 分型

根据病理学上病变部位不同，可将 AE 划分为灰质受累为主型、白质受累为主型以及血管炎型。

依据神经元抗原的位置不同，可将 AE 分为抗胞内抗原抗体脑炎（主要抗原包括 Hu、Yo、Ri、Ma2/Ta、CV2、amphiphysin）和抗细胞表面抗原抗体脑炎［主要抗原包括 N- 甲基 -D- 天冬氨酸受体（NMDAR）、富亮氨酸胶质瘤失活蛋白 1（LGIl）、γ - 氨基丁酸受体（GABAR）、α - 氨基 -3- 羟基 -5- 甲基 -4- 异噁唑丙酸受体（AMPAR）、接触蛋白相关蛋白 2（CASPR2）等］。

根据影像学提示的病变累及部位，还可将 AE 分为边缘叶型、边缘叶以外型、混合型及无显著改变型。

3. 发病机制

在 AE 中，抗体与包括神经元细胞表面抗原在内的靶点结合，这些抗原在学习、记忆和认知所必需的突触可塑性及神经递质传递中起着重要作用。突触可塑性依赖于突触受体和离子通道的激活，包括兴奋性 NMDAR、AMPAR 和抑制性 $GABA_BR$。在动物模型中，这些受体的破坏导致癫痫发作以及学习和记忆行为的变化。针对这些受体的免疫反应可能导致类似的症状。

近些年来的研究表明，AE 患者根据抗体的靶点分为两类：①抗体靶点为神经元内蛋白（Hu、Ma2 及较少见的 amphiphysin）；②抗体靶点为神经元表面抗原（LGI1、$GABA_BR$、AMPAR、mGluR5 及较少见的 CASPR2）。两者区别如下：①致病机制不同，前者可能通过细胞免疫引起神经元死亡，后者通过体液免疫产生抗体干扰抗原功能；②合并肿瘤的发病率不同，前者抗体阳性的肿瘤发病率高达 95%，也可以称为副肿瘤抗体，后者与肿瘤的相关性较低，如抗 $GABA_BR$ 抗体相关脑炎合并肺癌的发生率约为 50%；③前者预后不佳，后者经过免疫治疗后多数可以好转。

4. 诊断

2016 年 France 发表了基于临床症状、影像学改变特点的自身免疫性脑炎的诊断指南，将诊断分为三级：确诊（definite）、可能（possible）和自身抗体阴性但很可能（autoantibody-negative but probable）。

临床可能的自身免疫性脑炎诊断需满足以下 3 个条件：

- 亚急性起病，快速进展，病程＜ 3 个月，症状表现为记忆障碍（近期记忆下降）、精神状态改变（意识水平降低或人格改变）或精神症状。
- 以下 4 条至少满足 1 条：①中枢神经系统新发病灶的临床依据；②既往病史无法解释的癫痫；③脑脊液细胞数增多（白细胞数＞ $5/mm^3$）；④头颅 MRI 提示脑炎（T_2 信号改变局限于一侧或双侧颞叶，或者多灶性脱髓鞘或炎性改变）。
- 排除其他诊断。

临床确诊需满足以下 4 个条件：

- 亚急性起病，快速进展，病程＜ 3 个月，边缘系统受累表现，如记忆障碍、癫痫或精神症状。
- 头颅磁共振双侧颞叶 T_2 序列、FLAIR 序列异常信号或 FDG-PET 提示颅内局灶性代谢改变。
- 以下 2 条中至少满足 1 条：①脑脊液细胞数增加（白细胞数＞ $5/mm^3$）；②脑电图提示颞叶痫样放电或慢波发放。
- 排除其他诊断。

如果具有神经元表面抗体阳性，并可排除其他可能的病因，可以直接确诊为自身免疫性脑炎，而不必强调符合上述 1 ～ 3 项标准。

Guan 等对 4106 例不明病因脑炎患者的抗细胞表面抗原抗体的间接免疫荧光检测结果进行回顾性分析发现，531 例（12.9%）患者 AE 抗体阳性，其中 NMDAR、LGI1、CASPR2、GABAR 以及 AMPAR 抗体分别占 79.7%、12.8%、5.6%、1.3% 和 0.6%。韩国学者报道的 AE 抗体阳性率为 8.6%，其中抗细胞表面抗原抗体中 NMDAR 和 LGI1 抗体分别占 68% 和 22%，而抗胞内抗原抗体中最常见的为 amphiphysin 抗体（30%）、Yo 抗体（25%）、Ma2 抗体（14%）。

在实际工作中应注意的是，虽然血清和脑脊液标本均可以用于检测 AE 抗体，但应首选脑脊液标本。相比脑脊液，血清检测结果存在一定的假阳性和假阴性。假阴性是因为部分自身抗体只出现在脑脊液中，例如约有 14% 的抗 NMDAR 抗体只在脑脊液中被检测到；假阳性则可能是因为血液中存在部分可交叉反应的抗体成分，或者抗 NMDAR 抗体在其他情况下亦可出现在血清中，如精神分裂症、克雅病、帕金森病等。因此，脑脊液中 AE 自身抗体的检测更能准确反映疾病的进程和预后，应尽量避免首先检测血浆标本以免造成误诊而耽误治疗。《中国自身免疫性脑炎诊治专家共识》中推荐同时检测患者的脑脊液与血清标本，脑脊液与血清的起始稀释滴度分别为 1∶1 与 1∶10。

另外，诊断指南中反复强调排除其他疾病，因此，翔实的病史采集及全面的实验室检查是极其重要的。

中华医学会神经病学分会制订的《2017 年自身免疫性脑炎中国专家共识》指出，自身免疫性脑炎的诊断需要综合分析患者的临床表现、脑脊液检查、神经影像学和脑电图等结果，确定其患有脑炎，继而选择 AE 相关的抗体检测予以诊断，合理地排除其他病因。抗神经元抗体阳性是确诊的主要依据。

5. 治疗

自身免疫性脑炎的治疗包括免疫治疗、针对癫痫发作和精神症状的对症治疗、支持治疗、康复治疗。合并肿瘤者进行切除肿瘤等抗肿瘤治疗。

（1）免疫治疗：分为一线免疫治疗、二线免疫治疗和长程免疫治疗。一线免疫治疗包括糖皮质激素、静脉注射免疫球蛋白（IVIG）和血浆交换。部分患者对一线治疗效果不好（多数为不伴有肿瘤的患者），可以使用二线免疫治疗，包括利妥昔单抗和（或）环磷酰胺的单独使用与联合使用。长程免疫治疗药物包括吗替麦考酚酯与硫唑嘌呤等，主要用于复发病例，也可以用于一线免疫治疗效果不佳的患者。

（2）肿瘤的治疗：自身免疫性脑炎患者如果合并恶性肿瘤，应由相关专科进行手术、化疗与放疗等综合抗肿瘤治疗；在抗肿瘤治疗期间，一般需要维持对自身免疫性脑炎的免疫治疗，以一线免疫治疗为主。

（3）癫痫症状的控制：自身免疫性脑炎的癫痫发作一般对于抗癫痫药物反应较差。可选用广谱抗癫痫药物，例如苯二氮䓬类、丙戊酸钠、左乙拉西坦、拉莫三嗪和托吡酯等。终止癫痫持续状态的一线抗癫痫药物包括地西泮静脉推注或者咪达唑仑肌内注射，二线药物包括静脉应用丙戊酸钠，三线药物包括丙泊酚。恢复期 AE 患者一般不需要长期维持抗癫痫药物治疗。

（4）精神症状的控制：可以选用的药物包括奥氮平、氯硝西泮、丙戊酸钠、氟哌啶醇和喹硫平等。

6. 抗 $GABA_BR$ 抗体相关脑炎

2014 年 Dalmau 团队首次报道了 6 例临床表现为显著性癫痫伴认知及精神行为异常且影像学表现为颅内多发病灶的患者，其血清和脑脊液中可检出特异性针对 $GABA_BR$ 的自身抗体，并命名这种新型的自身免疫性疾病为抗 $GABA_BR$ 抗体相关脑炎。

GABA 是一种抑制性神经递质，$GABA_B$ 受体（$GABA_BR$）是一种 G 蛋白偶联受体，位于神经元突触的前膜及后膜。前膜受体可以通过抑制电压门控的钙离子通道或调节囊泡触发来限制神经递质的释放，后膜受体通过 Kir3 型钾离子通道产生慢速抑制性电位。$GABA_B$ 受体可以分为 B1 和 B2 两种类型，动物实验证明两者协同维持神经元正常功能，缺乏任何一型都可以引起 $GABA_B$ 受体受损的表现，培育的 $GABA_{B1}$ 受体敲除小鼠表现为癫痫、痛觉过敏及记忆减退。

目前研究认为 $GABA_B$ 受体相关脑炎中自身抗体是直接致病因素，抗体与神经元突触上的 $GABA_B$ 受体结合后引起受体功能损伤，但很少引起细胞死亡，因此免疫治疗抑制抗体合成后，损伤迅速恢复良好。

（1）临床特点：抗 $GABA_BR$ 抗体相关脑炎的临床特点是：①主要见于中老年，男性多于女性；②急性起病，多在数天至数周内达高峰；③主要症状包括癫痫发作、精神行为异常、近事记忆力下降；④严重且难治的癫痫发作是该病主要的特点，以全面性强直-阵挛发作为主，抗癫痫药物治疗通常无效，可迅速进展为癫痫持续状态；⑤少数患者可以合并语言障碍、睡眠障碍和小脑性共济失调。

需要引起注意的是，这些症状均可出现于其他类型的自身免疫性脑炎，但是癫痫在该病患者中发生的比例及严重程度十分突出，有 88% 的患者病程中出现癫痫，42% 的患者有癫痫持续状态，癫痫的发作形式及部位亦不固定。部分患者对多种抗癫痫药的治疗反应不佳，以致需麻醉药物中深度镇静治疗。40% 的患者可合并肿瘤，其中胸腺瘤最常见。

（2）辅助检查

1）脑脊液检查：抗 $GABA_BR$ 抗体相关脑炎患者行脑脊液检查时，多数患者腰椎穿刺压力正常，少数患者压力升高。脑脊液细胞学呈淋巴细胞性炎症反应，白细胞数轻度升高或者正常，蛋白质轻度升高；脑脊液寡克隆区带可呈阳性。

2）神经影像学检查：多数患者头颅 MRI 可见双侧或者单侧的颞叶内侧（海马、杏仁体）病灶，以 T_2、FLAIR 像最常见，也可无异常表现。在 10 例抗 $GABA_BR$ 抗体相关脑炎患者的随访中，5 例患者在 MRI 上表现为进行性海马萎缩，部分表现为 FLAIR 高信号，表明海马硬化。此外，T_1 加权像在海马角中出现低信号，表明神经元和星形胶质细胞的坏死，这可能与癫痫发作、脑缺血和缺氧有关。众所周知，^{18}F 氟脱氧葡萄糖-正电子发射断层扫描（FDG-PET）能在病变部位检测到 ^{18}F-FDG 的变化，从而判断病变的代谢状态和功能。因此，FDG-PET 已被用于边缘性脑炎患者肿瘤的筛查。一些研究人员使用 FDG-PET 检测抗 $GABA_BR$ 抗体相关脑炎患者的急性期代谢变化，发现 FDG-PET 检测到的代谢变化与脑脊液自身抗体类型之间存在显著相关性。

3）脑电图：可见颞叶起源的癫痫放电，以及弥漫或者散在分布的慢波。通过对抗 $GABA_BR$ 抗体相关脑炎患者不同病程时期的脑电图特征进行分析，发现病情进展期和平台期的脑电图背景波多为慢波，范围较广，而恢复期慢波活动的分布范围减小，提示慢波活动的分布范围反映了抗 $GABA_BR$ 抗体相关脑炎的严重程度。因此，早期脑电图背景活动可能与疾病复发有关。在发现抗神经元表面抗原抗体相关脑炎患者的脑电图模式与头部 MRI 表现不匹配时，应更加注意。

4）其他检查：约 1/3 抗 $GABA_BR$ 抗体相关脑炎患者合并小细胞肺癌，这部分患者可有抗 Hu 抗体阳性，胸部 CT 与 PET 可提示肺部恶性肿瘤。

（3）诊断：在《2017 年自身免疫性脑炎中国专家共识》中，抗 $GABA_BR$ 抗体相关脑炎的诊断要点如下：①急性起病，进行性加重；②临床表现符合边缘性脑炎；③脑脊液淋巴细胞轻度升高或者白细胞数正常；④头颅 MRI 可见双侧或者单侧的颞叶内侧异常信号，或者未见异常；⑤脑电图异常；⑥血清和（或）脑脊液抗 $GABA_BR$ 抗体阳性。在以上要点中，$GABA_BR$ 抗体检测阳性具有决定性意义。

研究表明，抗 $GABA_BR$ 抗体相关脑炎是相对罕见的疾病，其症状非常温和，甚至在没有任何治疗的情况下症状也可以相对稳定。然而，在某些情况下，它可能是致命的，需要立即在 ICU 进行治疗。

（4）治疗：见上文有关自身免疫性脑炎的治疗。

（5）预后：抗 $GABA_BR$ 抗体相关脑炎合并小细胞肺癌的患者预后较差。肿瘤阴性患者和未应用二线免疫治疗的患者复发率较高。

一项针对抗 $GABA_BR$ 抗体相关脑炎治疗及预后的临床研究显示，大部分患者接受了免疫治疗。其中，接受一线免疫治疗的患者占 79.1%（53/67）：类固醇为 64.2%（43/67），IVIG 为 43.3%（29/67），血浆交换为 19.4%（13/67）。只有少数患者接受了二线免疫治疗（9/67，13.4%）：利妥昔单抗为 6%（4/67），环磷酰胺为 4.5%（3/67），吗替麦考酚酯为 3%（2/67），硫唑嘌呤为 1.5%（1/67）。

在 Lancaster 等的研究中，大多数接受免疫治疗的抗 $GABA_BR$ 抗体相关脑炎患者症状完全或大部分改善（76.9%），而没有接受免疫治疗的患者症状均没有明显改善。在 Boronat 等的研究中，排除 1 名不可评估的患者后，在接受免疫治疗和针对肿瘤的治疗（适当时）后，90%（9/10）的患者表现出神经功能改善，而 4 名未接受免疫治疗或针对肿瘤治疗的患者均无神经功能改善。尽管复发率较高（5.5% *vs.* 0%），但在第 1 次发作时接受免疫治疗的患者比未接受免疫治疗的患者有更好的结局（45.1% *vs.* 7.7%），且死亡率较低（23.5% *vs.* 72.7%）。

在 Kim 等的系列研究中，大多数抗 $GABA_BR$ 抗体相关脑炎患者仅部分康复，造成这一结果的原因可能是因为针对抗 $GABA_BR$ 抗体相关脑炎的免疫治疗力度不足。与此一致的是，在本次回顾的队列研究中，接受二线治疗的患者比未接受二线治疗的患者结局更好（33.3% *vs.* 30.9%），此外，接受二线治疗的患者复发率（0% *vs.* 4.9%）和死亡率（11.1% *vs.* 38.2%）更低。

（三）自身免疫性脑炎与病毒性脑炎的关系

自身免疫性脑炎是医学界近年来逐渐认识的一种疾病，随着医生对本病认识的不断加深及特殊抗体检测手段的日益普及，自身免疫性脑炎的诊断率不断提高。众所周知，医生可以发现疾病而不能发明疾病，由此回溯历史，相当部分的自身免疫性脑炎既往曾经被归入病毒性脑炎、代谢性脑病甚至精神障碍的范畴。而病毒性脑炎和自身免疫性脑炎的鉴别是每一个神经内科医生都要面对的问题。

依据患者起病早期是否存在发热史、腰穿是否存在感染性疾病的特异性表现，以及脑脊液病原学检测结果和自身免疫性脑炎相关抗体检测结果，将两者区分开并不困难。

随着临床实践中接触到日益增多的自身免疫性脑炎患者，我们发现另外的问题，即病毒性脑炎和自身免疫性脑炎两者之间是否存在某种联系？病毒感染是不是自身免疫性脑炎的一个诱发因素？对于疗效不佳的自身免疫性脑炎患者是否可以给予抗病毒治疗？

经过查阅文献，我们发现国内外已先后报道过数例病毒性脑炎继发抗 NMDAR 抗体脑炎的病例。在一项研究中，一组单纯疱疹病毒性脑炎（HSE）患者起病数周后有部分患者检测出抗 NMDAR 抗体，这些患者在起病时 HSV-PCR 阳性，抗 NMDAR 抗体阴性，但在症状复发时，HSV-PCR 阴性，抗 NMDAR 抗体阳性。这也许与病毒感染激活免疫系统，产生针对自身抗原的抗体相关，因此，病毒性脑炎治疗后复发需考虑感染及自身免疫性脑炎的可能。Pruss 通过对 44 名单纯疱疹病毒性脑炎患者的脑脊液标本回顾性检测自身免疫性脑炎抗体，发现 13 名患者有抗 NMDAR 抗体表达。病毒（尤其单纯疱疹病毒）感染诱发抗 NMDAR 抗体脑炎的可能机制为：病毒对神经细胞造成损伤，使其对抗 NMDAR 抗体敏感性更高，更易产生自身免疫性反应；另一种机制认为病毒感染破坏富含 NMDAR 部位的血脑屏障，使该受体暴露，激活免疫识别，诱发抗 NMDAR 抗体脑炎。

【诊疗体会】

在《2017 年自身免疫性脑炎中国专家共识》中明确提到，抗 NMDAR 抗体脑炎可发生于单纯疱疹病毒性脑炎等 CNS 病毒感染之后，对抗神经元抗体阴性的边缘性脑炎，可试用阿昔洛韦。由此可见两者确实存在某种联系。

相比抗 NMDAR 抗体脑炎，抗 $GABA_BR$ 抗体相关脑炎更为罕见，国内仅见少量病例报道，而本例为首例发现的继发于病毒性脑炎的抗 $GABA_BR$ 抗体相关脑炎，其与病毒性脑炎的内在联系，即确切的发病机制，还有待进一步研究。

参考文献

[1] Randall A，Huda S，Jacob A，et al. Autoimmune encephalitis（NMDAR antibody）in a patient receiving chronic post-transplant immunosuppression. Pract Neurol，2018，18：320-322.

[2] Benarroch EE. $GABA_B$ receptors：structure，functions，and clinical implications. Neurology，2012，78（8）：578-584.

[3] Guan HZ，Ren HT，Yang XZ，et al. Limbic encephalitis associated with anti-gamma-aminobutyric acid B receptor antibodies：a case series from China. Chin Med J，2015，128（22）：3023-3028.

[4] Graus F，Titulaer MJ，Balu R，et al. A clinical approach to diagnosis of autoimmune encephalitis. Lancet Neurol，2016，15（4）：391-404.

[5] Dalmau J，Lancaster E，Martinez-Hernandez E，et al. Clinical experience and laboratory investigations in patients with anti-NMDAR encephalitis. Lancet Neurol，2011，10（1）：63-74.

[6] Dalmau J. NMDA receptor encephalitis and other antibody-mediated disorders of the synapse：the 2016 Cotzias lecture. Neurology，2016，87（23）：2471-2482.

[7] Lancaster E，Dalmau J. Encephalitis and antibodies to synaptic and neuronal cell surface proteins. Neurology，2011，77（2）：179-189.

[8] Zuliani L，Graus F，Giometto B，et al. Central nervous system neuronal surface antibody associated syndromes：review and guidelines for recognition. J Neurol Neurosurg Psychiatry，2012，83（6）：638-645.

[9] Schankin CJ，Kästele F，Gerdes LA，et al. New onset headache in patients with autoimmune encephalitis is associated with anti-NMDA-receptor antibodies. Headache，2016，56（6）：995-1003.

[10] Pandit AK，Ihtisham K，Garg A，et al. Autoimmune encephalitis：a potentially reversible cause of status epilepticus，epilepsy，and cognitive decline. Ann Indian Acad Neurol，2013，16（4）：577-584.

[11] Titulaer MJ，McCracken L，Gabilondo I，et al. Treatment and prognostic factors for long-term outcome in patients with anti-NMDA receptor encephalitis：an observational cohort study. Lancet Neurol，2013，12（2）：157-165.

[12] Titulaer MJ，Höftberger R，Iizuka T，et al. Overlapping demyelinating syndromes and anti-N-methyl-D-aspartate receptor encephalitis. Ann Neurol，2014，75（3）：411-428.

[13] Herken J，Prüss H. Red flags：clinical signs for identifying autoimmune encephalitis in psychiatric patients. Front Psychiatry，2017，8：25.

[14] Correll CM. Antibodies in epilepsy. Curr Neurol Neurosci Rep，2013，13（5）：348.

[15] Lim JA，Lee ST，Jung KH，et al. Anti-N-methyl-d-aspartate receptor encephalitis in Korea：clinical features，treatment，and outcome. J Clin Neurol，2014，10：157-161.

[16] Finke C，Kopp UA，Scheel M，et al. Functional and structural brain changes in anti-N-methyl-D-aspartate receptor encephalitis. Ann Neurol，2013，74：284-296.

[17] Hacohen Y，Absoud M，Hemingway C，et al. NMDA receptor antibodies associated with distinct white matter syndromes. Neurol Neuroimmunol Neuroinflamm，2014，1：e2.

［18］Titulaer MJ，Hoftberger R，Iizuka T，et al. Overlapping demyelinating syndromes and anti-N-methyl-D-aspartate receptor encephalitis. Ann Neurol，2014，75：411-428.

［19］Schmitt SE，Pargeon K，Frechette ES，et al. Extreme delta brush：a unique EEG pattern in adults with anti-NMDA receptor encephalitis. Neurology，2012，79：1094-1100.

［20］Gresa-Arribas N，Titulaer M J，Torrents A，et al. Antibody titres at diagnosis and during follow-up of anti-NMDA receptor encephalitis：a retrospective study. Lancet Neurol，2014，13：167-177.

［21］Suh-Lailam BB，Haven TR，Copple SS，et al. Anti-NMDA-receptor antibody encephalitis：performance evaluation and laboratory experience with the anti-NMDA-receptor IgG assay. Clin Chim Acta，2013，421：1-6.

［22］Hacohen Y，Deiva K，Pettingill P，et al. N-methyl-D-aspartate receptor antibodies in post-herpes simplex virus encephalitis neurological relapse. Mov Disord，2014，29：90-96.

第 7 章 Sneddon 综合征

病例 7

【主诉】

患者，男性，39 岁，反复发作肢体无力 2 年半。

【现病史】

患者 2 年半前无明确诱因出现左侧下肢无力，无言语不清，无二便障碍，外院 MRI 检查可见右侧顶叶、半卵圆中心异常信号，即以“脑梗死”给予相应治疗后，症状恢复，未遗留明显后遗症。2 年前，患者再次出现左侧下肢无力，行走困难，外院 MRI 检查可见右侧额顶叶新发异常信号，再次以“脑梗死”治疗后，患者症状缓解，未遗留后遗症。1 年零 9 个月前，患者出现右侧肢体无力，伴言语不利，无意识不清，无饮水呛咳，MRI 示左侧顶叶新发梗死灶，经治疗后未遗留后遗症。2 周前，患者出现右侧肢体无力，行走困难，右手持物不稳，外院 MRI 提示双侧基底节区、双侧脑室旁、双侧额叶多发小片状梗死灶。遂来我院就诊，为进一步诊治收入院。

【既往史、个人史及家族史】

高血压病史 6 年，最高 204/120 mmHg，规律服用降压药物治疗，血压控制良好。发现皮肤网状青斑 10 余年，呈蓝紫色，站立位或天冷时加重。吸烟史 20 余年，已戒 2.5 年。饮酒史 20 余年，已戒 2.5 年。家族中无类似病史。

【体格检查】

体温 36.4℃，呼吸 20 次 / 分，心率 73 次 / 分，血压 135/87 mmHg。内科系统查体可见患者四肢存在蓝紫色网状青斑，坐位及站立位时明显，平躺时青斑减轻（图 7-1）。

【神经系统专科查体】

- 精神智能状态：神志清楚，查体合作，构音正常，时间、空间定向力正常，理解判断力正常，记忆力及计算力减退。
- 脑神经

（1）Ⅰ：未查。

（2）Ⅱ：双眼视力正常，左眼视野缺损。双侧眼底视盘边界清楚。

（3）Ⅲ、Ⅳ、Ⅵ：双侧瞳孔等大等圆，直径 3 mm，双侧瞳孔直接及间接对光反射灵敏，眼球各向运动充分，未引出眼震。

（4）Ⅴ：双侧面部针刺觉对称，双侧角膜反射灵敏，下颌反射未引出。

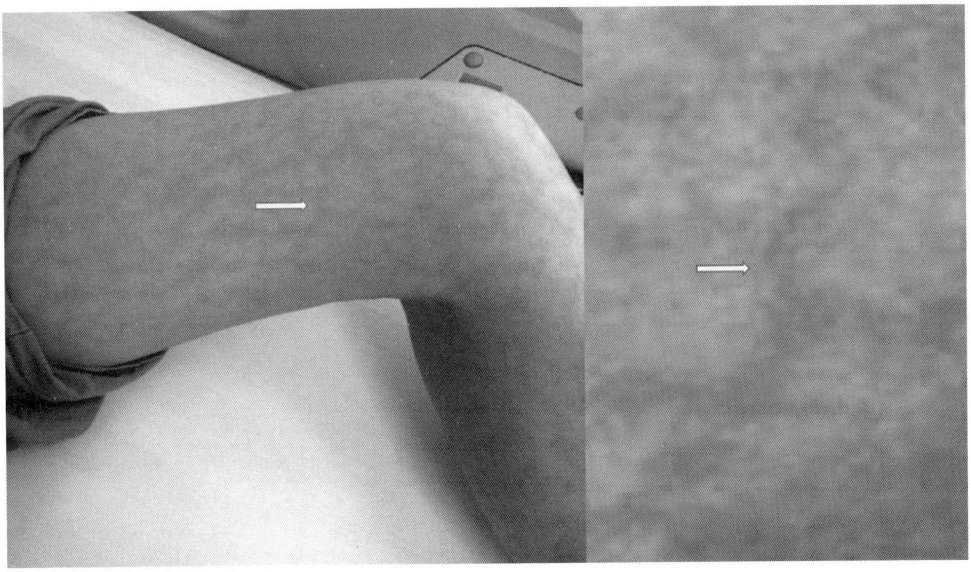

图 7-1（见书后彩图） 患者双腿皮肤可见广泛蓝紫色网状青斑（箭头示）

（5）Ⅶ：双侧额纹对称、右侧面纹浅，口角左偏。

（6）Ⅷ：听力检查大致正常。

（7）Ⅸ、Ⅹ：腭垂居中，双侧软腭抬举正常对称，双侧咽反射存在。

（8）Ⅺ：双侧转颈、耸肩对称有力。

（9）Ⅻ：伸舌居中，未见舌肌萎缩、纤颤。

- 运动系统：四肢肌容积正常，肌力Ⅴ级。肌张力正常对称。

（1）共济运动：双侧指鼻、轮替试验稳准，跟膝胫试验阴性，Romberg 征检查正常。

（2）步态：步态大致正常。

- 反射：双侧 Hoffmann 征阳性，病理反射未引出。
- 感觉系统：双侧针刺觉及音叉感觉正常。
- 脑膜刺激征：阴性。

【辅助检查】

1. 实验室检查

血常规、尿常规、便常规、糖化血红蛋白、凝血功能、肾功能、电解质、免疫相关检查、肿瘤标志物筛查均未见明显异常。

血清同型半胱氨酸水平为 22.1 μmol/L（正常≤ 15 μmol/L），脑脊液检查示蛋白质含量 58.93 mg/dl（正常 15 ～ 45 mg/dl），脑脊液 24 h 鞘内 IgG 合成率弱阳性（19.54 mg/ml）。

2. 影像学检查

（1）MRI：患者头颅 MRI 可见多发的缺血梗死灶及软化灶（图 7-2）。

（2）血管彩超：患者颈部大血管、肾动脉、下肢动脉均未见明显血管狭窄。

（3）超声心动图：心脏结构（包括卵圆孔未闭筛查）均未见异常。

（4）肿瘤相关影像筛查未见异常占位性病变。

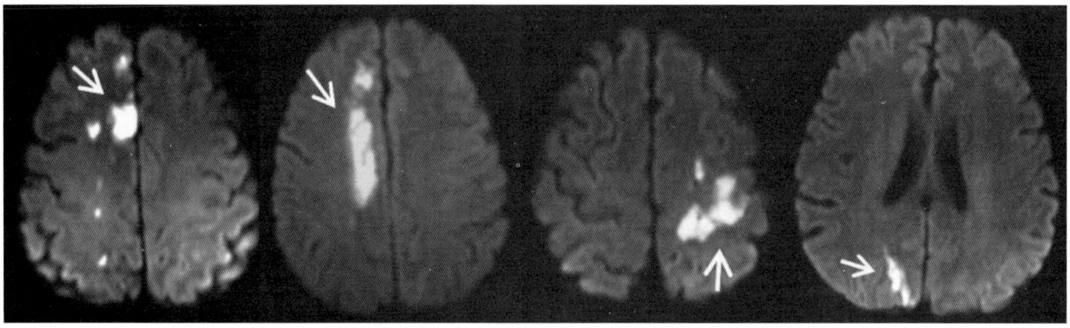

图 7-2　患者头颅 MRI。MRI 弥散加权成像可见双侧额顶叶、半卵圆中心、放射冠多发小片状梗死灶（箭头示）

3. 认知量表评价

患者简易精神状态检查（MMSE）得分在正常范围内。蒙特利尔认知评估（MoCA）量表 22 分，提示存在认知功能障碍。韦氏成人智力量表（WAIS-RC）得分 66 分，提示存在轻度智力缺损。临床记忆量表记忆商（memory quotient，MQ）为 77 分，记忆商处于边界（差水平）。

【诊疗经过】

依据患者青年卒中样起病、高血压病史，皮肤可见广泛分布的网状青斑，考虑患者存在 Sneddon 综合征（Sneddon syndrome，SNS）的可能，建议患者行皮肤活检以帮助诊断。活检过程顺利，结果如下述。

患者光镜检查结果显示真皮浅层小血管周围少许淋巴细胞浸润（图 7-3），超薄切片电镜检查结果显示皮肤组织真皮层内皮细胞核增大，血管管腔狭窄，周围可见淋巴细胞浸润（图 7-4），符合 SNS 病理表现。

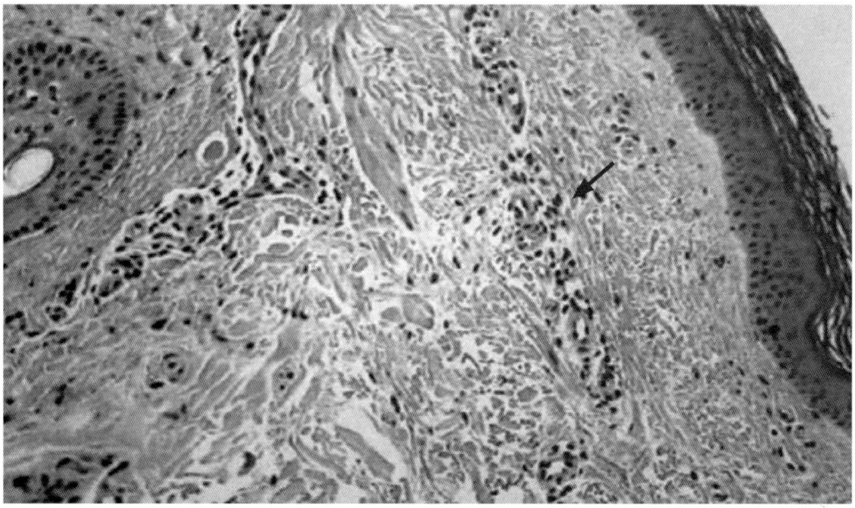

图 7-3（见书后彩图）　患者左侧大腿皮肤活检结果（HE 染色，×10）。左侧大腿皮肤活检显示真皮浅层小血管周围少许淋巴细胞浸润（黑色箭头）。HE：苏木精-伊红

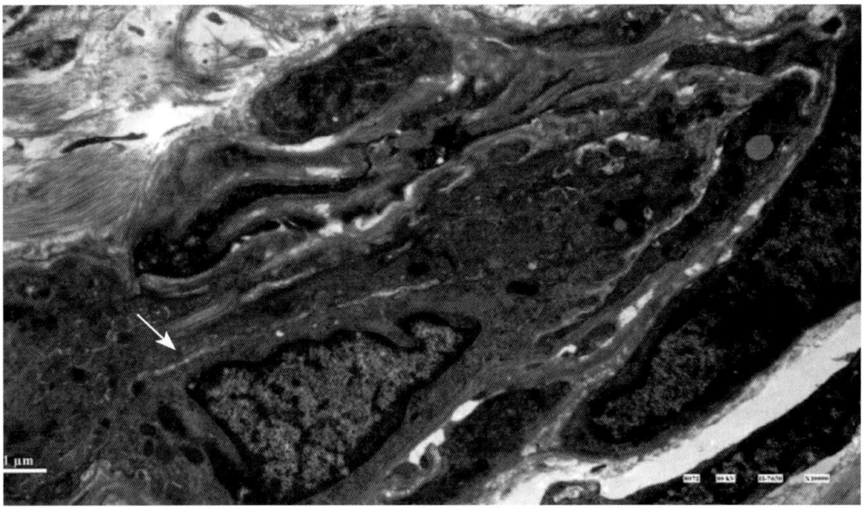

图 7-4　患者左侧大腿皮肤超薄切片电镜检查结果（醋酸双氧铀−枸橼酸铅染色，×10 000）。可见皮肤组织真皮层内皮细胞核增大，血管管腔狭窄，周围可见淋巴细胞浸润（白色箭头）

依据 Stockhammer 等提出的 SNS 诊断标准，患者临床表现为局灶性中枢神经系统功能缺损，头颅 MRI 可见 T_1 加权像符合缺血性脑血管病的影像学改变，网状青斑区皮肤活检可见典型的组织病理学改变，考虑患者 SNS 诊断成立，给予患者阿司匹林抗血小板聚集、他汀类药物降脂稳定斑块，对于认知功能下降则给予改善认知的药物，同时给予甲钴胺、叶酸、维生素 B_6 降同型半胱氨酸治疗。患者治疗后皮肤青斑颜色均变淡，通过电话随访得知，目前未再出现脑血管病事件。

【讨论】

Sneddon 综合征是一种罕见的皮肤神经综合征，发病率为 4/100 万。1960 年，英国皇家医学会的 Champion 和 Rook 报告了一例 39 岁女性，患有多发性脑梗死和皮肤广泛分布的网状青斑。1965 年，英国皮肤病学家 Sneddon 报道了 6 例相似病例，由此命名为 Sneddon 综合征（SNS）。SNS 的共同表现为皮肤网状青斑、局限和良性过程的多发脑血管事件，部分病例伴良性高血压。由于本病的病程相对良性，故截至目前尚无尸检报告。在临床上，SNS 被用于描述以网状青斑合并多发性脑梗死为主要特征的疾病。

在刚开始确立 SNS 的定义时，人们并没有发现 SNS 与结节性多动脉炎、系统性红斑狼疮（systemic lupus erythematosus，SLE）和血小板增多症之间的关系，并且认为 SNS 是与 SLE 不同的独立疾病，其病理基础是一种尚未被认识的隐匿性动脉炎。数十年之后，人们在许多 SNS 病例中检测到抗磷脂抗体（antiphospholipid antibody，APA），由此推测 SNS 与 SLE 及抗磷脂抗体综合征（antiphospholipid syndrome，APS）之间存在某种联系。

SNS 的皮肤青斑可以发生在其他临床症状出现数年之前。卒中经常发生在大脑中动脉供血区，可导致偏瘫、感觉障碍和失语。其他常见的伴随症状和伴发疾病包括高血压、头痛、认知功能障碍、雷诺现象、静脉血栓形成、癫痫、肾病、心脏病等。SNS 有明显的性别差异，多见于 20 ～ 40 岁的女性患者，而在小于 10 岁或大于 65 岁的患者中少见。本病为进展性病程，可导致女性反复流产。未经治疗的 SNS 预后较差，约一半的患者会遗留长期残疾。

1. 分型

SNS 最初为一种临床诊断，现认为是不同疾病所共有的临床表现。SNS 可分为三种类型：①原发型，患者没有发现明确的原因；② APS 或与 SLE 或狼疮样疾病共存型；③血栓形成倾向型。另有研究者提出 SNS 可分为：①特发型，不伴 APS 或者 SLE；② APS 相关型；③ SLE 相关型，伴或不伴 APS。

2. 病因和发病机制

SNS 的发病机制尚不完全明确。部分患者 APA 呈阳性，不同文献报道 APA 在 SNS 中的阳性率有很大差异，大多数学者认为其阳性率在 40% ～ 50%。部分为家族遗传性。

（1）抗磷脂抗体（APA）：约 35% 的 SNS 患者可在外周血检测到 APA，包括抗心磷脂抗体（anticardiolipin antibody，ACLA）和狼疮抗凝物（lupus anticoagulant，LA）。抗磷脂抗体综合征（APS）主要临床表现为反复血管性血栓形成、自发性流产和血小板减少，并伴有血清狼疮抗凝因子阳性和（或）APA 中度或高度阳性，但在 2% ～ 12% 的正常人群中亦可检出 APA。

（2）遗传：SNS 多为散发，但是一些家族性病例亦曾有报道。Mascarenhas 等报道了 1 个家系，3 例男性兄弟，年龄分别为 28 岁、37 岁和 42 岁，其中 2 例表现为缺血性卒中，另 1 例表现为脑出血，而他们的 1 名姐妹没有脑血管病。所有患者均有长期持续存在的皮肤网状青斑、血液高凝状态及血栓形成倾向，辅助检查 APA 阴性。在 9 名有血缘关系的家族成员中，除报告的 4 例患者外，其他 2 个兄弟和 1 个姑妈、1 个舅父也表现为皮肤网状青斑和青斑样血管炎，从而提示该病可能存在常染色体显性遗传模式，并伴不全外显。Lossos 等报道一个 1 个家系，1 例 40 岁女性表现为网状青斑及逐渐进展的神经功能缺损，经血管造影及皮肤活检确诊为 SNS。患者的 2 个妹妹也有类似临床表现。患者母亲、其他两个兄弟姐妹和患者 5 个孩子表现为不同程度的血管痉挛，提示此综合征有家族聚集性。Llufriu 等报道了另一个家系，患者 34 岁，2 个姐妹和 1 个兄弟有皮肤网状青斑和青年卒中史，其余的姐妹有皮肤网状青斑和流产史，其父亲也有皮肤网状青斑，54 岁时死于急性心肌梗死，因此推测 SNS 为常染色体显性遗传。

（3）雌激素：SNS 好发于 20 ～ 40 岁女性，此组患者约占全部患者的 80%，且相当一部分患者具有流产史，而男性患者发病较晚。女性患者首发症状常在育龄期前，停经后病情趋于稳定，可因怀孕而症状加重，口服避孕药促进病情进展，停药后病情进展减慢，提示雌激素（尤其外源性雌激素）在 SNS 的发病中可能起重要作用。

（4）其他：口服避孕药、吸烟和高血压与 SNS 具有相关性。凝血功能异常亦有报道，如家族性抗凝血酶Ⅲ缺乏、组织纤溶酶原激活物与抑制物的比值改变、蛋白 Z 缺乏。有研究表明杂合的 Leiden Ⅴ因子在 APA 阴性的 SNS 患者中阳性率为 15% ～ 19%，高于普通人群。

3. 临床表现

（1）皮肤损害：本病的一个显著特点是患者皮肤出现网状青斑，在某些情况下，正常人亦可能出现生理性青斑。与网状青斑不同的是，生理性青斑多见于儿童，其网纹状结构更加规则且完整；而 SNS 的网状青斑为类似花边状、藤蔓状、不规则的断裂环状的网状红色或青紫色斑，在寒冷、下垂体位时加重，温暖及按压皮肤时青斑颜色可减退或消失，这种青灰色环形斑是由病变周边皮肤血流减少和氧分压降低而引起。有经验的临床医生很容易将 SNS 的皮肤改变与 SLE 相区别。

皮肤网状青斑可发生于脑卒中发作数年之前，位于四肢（100%）、躯干（84% ～ 98%）、臀部（68% ～ 74%）、面部（15% ～ 16%）、手或足（53% ～ 59%）。几乎所有患者的四肢和（或）躯干都有网状青斑，一半以上患者在脑血管事件之前会注意到皮肤的网状青斑，在脑血管事件的急性期变得更明显。

（2）神经系统症状：卒中是 SNS 的另一主要临床表现，这主要是由于大脑中动脉和大脑后动脉灌注区局部缺血而引起。多发生于网状青斑数年以后，第一次发生临床症状性脑缺血的平均年龄一般在 45 岁以下（16 ～ 58 岁，平均 38.6 岁），可反复发生，症状和体征与脑血管受损区域有关，常表现为轻偏瘫、感觉异常和失语。Boesh 等对 SNS 患者进行了 6 年的随访，发现头痛（85%）、注意力及记忆力受损和情绪改变（77%）、头晕和眩晕（62%）、短暂性脑缺血发作（54%）为常见症状。构音障碍、视野缺损和跌倒发作很少发生。脊髓卒中也有少量报道。而以脑出血为首发症状的病例不多。

77% 的 SNS 患者可以出现认知功能障碍和精神异常，SNS 是青年痴呆的主要原因之一。这种认知功能减退通常首先表现为注意力下降、视觉感知及视空间结构能力的下降。患者因多发腔隙性脑梗死导致进行性认知功能受损，最终发展为痴呆。SNS 患者还可以表现局灶性癫痫或者继发全面性癫痫发作，在 APA 阳性的患者中，癫痫更为多见。

（3）其他症状：除网状青斑外，手足发绀、雷诺现象也可见于 SNS 患者，而局限性的坏疽并不常见。半数患者出现心脏瓣膜异常，主动脉瓣和二尖瓣都可能发生病变，这些瓣膜病变可以通过听诊和超声心动图得以发现。这种瓣膜病变可能是 SNS 患者颅内血管或者皮肤血管出现栓塞时的栓子来源。在大约 60% 的 SNS 患者中发现了轻到中度的系统性高血压，这种高血压属于相对良性病程，很少造成继发性肾病和脑出血。15% 的患者发生静脉血栓。SNS 患者眼部症状可以表现为视网膜中央动脉闭塞、视网膜新生血管形成、同向性偏盲、核间性眼肌麻痹等。

（4）APA 阳性与 APA 阴性 SNS 患者症状的差异：APA 阳性和 APA 阴性的 SNS 患者相比较，其临床表现存在显著的差异。在 APA 阴性患者中，皮肤网状青斑的范围明显更大，并常合并明显的、难以愈合的皮肤损伤。APA 阳性患者的癫痫发生率高于 APA 阴性患者（37% *vs.*11%，$P < 0.05$）。Kalashnikova 等的研究发现，在 46 例 SNS 患者中，36 例 APA 阳性患者中有 14% 癫痫发作，而 10 例 APA 阴性患者中无癫痫发作。临床上还发现二尖瓣反流在 APA 阳性患者中更常见（53% *vs.*15%，$P = 0.004$）。42%APA 阳性的 SNS 患者血小板计数低于 150 000/μl，而在 APA 阴性患者中没有此类报告。

4. 辅助检查

（1）实验室检查：接近半数患者 APA 阳性，在不同的报告中，APA 阳性率最高可达 85%，多数报告阳性率为 40% ～ 50%。但 APA 阳性与临床症状的相关性尚存在争议。SNS 患者中也可见抗核抗体阳性、异常凝血酶原阳性、B2 糖蛋白 I 及蛋白 Z 降低等。

（2）影像学检查

1）MRI：MRI 的敏感性优于 CT，但缺乏特异性。SNS 典型的 MRI 改变是腔隙性脑梗死及脑室周围白质的信号改变，这种改变提示患者存在慢性局灶性缺血及皮质萎缩。一项针对 32 例 SNS 患者的神经影像学研究提示，在 SNS 患者的 MRI 表现中，主要发现 3 种类型的异常信号：① T_2WI 高信号区和 T_1WI 低信号区位于细动脉，表明直径为 200 ～ 300 μm 的动脉梗死；② T_2WI 高信号区和 T_1WI 低信号区为点状，表明直径小于 3 mm 的动脉梗死；

③不同大小的 T_2WI 高信号区散在分布，表明为髓鞘病变。在 32 例患者中有 31 例表现为至少存在 1 处皮质、皮质下的大块异常信号，提示动脉缺血性梗死。有 16 例患者为多发性梗死。SNS 的局部缺血在大脑中动脉和大脑后动脉分布区多见，主要发生于顶枕区的脑萎缩可能是这些区域皮质局部缺血的结果。这些血管最先受累是 SNS 与其他血管病变相区别的一个特点。目前，反复的 MRI 检查可能对发现前驱症状期孤立的潜在的病灶有益，如伴有或不伴有头痛的皮肤网状青斑患者，定期行头颅 MRI 检查有助于早期发现颅内无症状梗死灶。

2）经颅多普勒（TCD）：有研究者对 13 例 SNS 患者进行 TCD 检查，结果发现 5 例有无临床症状的微栓塞，大脑中动脉微栓子通过率为 2 ～ 33 个 / 小时，并且这 5 例患者脑缺血复发时间明显短于其他无微栓子的 8 例患者。因此认为微栓子是疾病活动性的标志，且可通过 TCD 检查预测疾病的复发及预后。

3）全脑 DSA：75% 以上的 SNS 患者 DSA 可发现异常，最常见的异常是非炎症性动脉病变，伴有脑血管的狭窄和闭塞，其他发现包括累及脑膜的动静脉畸形、经硬脑膜的血管吻合、软脑膜的渗出性肉芽肿和广泛、丰富的侧支循环网络。Aquino 等对 1 例脑出血 SNS 患者行全脑 DSA，显示软脑膜和硬脑膜的广泛吻合，类似 Moyamoya 病（烟雾病）但是没有任何大的脑动脉闭塞。Killeen 等对 1 例脑室内出血的 SNS 患者行 DSA 检查，发现豆纹动脉的管径异常增大，起源于左侧大脑中动脉分叉处远端的豆纹动脉有 1 个 6 mm 并靠近左侧脑室的梭形动脉瘤，这个发现支持了假性血管瘤（异常的侧支血管）的概念。Hannon 等对 1 例 SNS 患者的全脑 DSA 显示颅内末端血管的狭窄符合血管炎表现。考虑到假性血管瘤可能引发脑出血，以及对治疗方法的选择有影响，建议应对每个 SNS 患者行脑血管造影检查。

4）单光子发射计算机断层成像术（single-photon emission computed tomography，SPECT）：Canepari 等用 SPECT 对 3 例 SNS 患者的脑血流量进行了评估，发现其中 2 例患者两侧半球灌注呈不对称改变：其中 1 例患者右侧顶枕叶灌注区脑血流量下降 21%，另 1 例患者右侧颞枕区脑血流量下降 45%，而常规 CT 扫描相应区域可见脑萎缩，提示低灌注区与患者的临床症状相对应，由此得出 SPECT 检查所见的脑血流灌注变化与患者的临床特点、疾病进展有很好的相关性。由于 SNS 中主要受累的是直径较小的皮质动脉，MRI 和传统的 DSA 常不能发现异常，且在病变早期 MRI 不能检测到脑血流量的减低，因此，研究者提出可以应用 SPECT 评价那些确诊或疑似 SNS 患者的脑血流情况，以期早期给予临床干预。

（3）活检

1）皮肤组织活检：网状青斑处活检显示皮肤、皮下组织的中小动脉可见典型的非炎症性血栓性闭塞和再通，也可见内膜增生和中层平滑肌细胞增殖，血管周围有炎细胞浸润。

Zelger 等在一系列 APA 阴性的 SNS 患者中报告了从网状青斑中心采集的皮肤样本的组织学研究结果，发现在真皮-皮下交界处的中小型动脉受累。在 I 期，血管内皮细胞之间的紧密连接受损，淋巴细胞附着在管腔侧壁并逐渐渗出，血管周围出现轻度炎性反应，毛细血管扩张。Ⅱ期的特征是管腔被海绵状物质不同程度阻塞，这种海绵状物质由纤维蛋白、红细胞和激活的单核细胞组成。Ⅲ期表现为内皮细胞增生导致的血管阻塞。Ⅳ期表现为阻塞的血管出现纤维化、玻璃样变。

2）脑组织活检：SNS 的死亡率极低，故本病的中枢神经病理学报告十分有限。Fetoni 等对 1 例死亡患者的尸检显示了软脑脊膜、皮质和皮质下血管的非炎症性阻塞过程，另外顶枕区为主的小动脉出现因血管内皮下纤维样变性增生和内膜玻璃样变所致的血管壁向心性肥厚和管腔狭窄。Hilton 等进行的 1 例尸检发现新旧不一的多发性小的皮质梗死伴表层白质和软脑膜上散在分布的中等管径动脉管腔纤维化闭塞以及较小动脉的平滑肌局灶性显著增生，但很少见到动脉粥样硬化。小动脉的这种局灶性改变在高血压和 APS 中均无报道，可能是 SNS 的特征性表现。这与其他学者报道的伴有血管内血栓形成的累及中小动脉的非炎症性血管性疾病相似。

5. 诊断

SNS 最初命名时的含义为网状青斑与反复发生的脑血管事件，且不存在可引起脑血管事件的其他可确认的疾病，如结节性脉管炎、心内膜炎、胆固醇栓子及血栓形成倾向。Stock-hammer 等对 17 例 SNS 患者的临床表现和实验室、组织学、放射学结果进行评估，总结出如下诊断标准：主要标准为皮肤网状青斑，皮肤活检具有典型的组织病理改变，以及局灶性神经症状；支持标准为短暂性脑缺血发作和脑卒中病史，以及 MRI T_2WI 具有小的高信号区。

6. 鉴别诊断

SNS 需要与以下疾病鉴别。

（1）抗磷脂抗体综合征（APS）：是最常见的易栓症类型，以血栓形成和病理性妊娠为特点，APA 检测阳性。尽管 APS 和 SNS 的临床表现有相似之处，但临床表现、组织学检查及实验室检查的证据均表明两者为不同的疾病。SNS 为进展性临床病程，表现为逐渐失用和认知功能下降；APS 则是良性病程。在 APS 中更常发生主要脑血管供应区梗死，而白质疏松和腔隙性梗死更常见于 SNS。两者的鉴别诊断对早期治疗很重要。

（2）伴有皮质下梗死和白质脑病的常染色体显性遗传脑动脉病（CADASIL）：常累及年轻人，家族中 *Notch3* 突变可以确诊。SNS 脑血管事件常继发于高血压；而 CADASIL 表现为有先兆的偏头痛，且无皮肤网状青斑，病灶主要累及皮质下 U 型纤维。

（3）Divry-Van Bogaert（DVB）综合征：1946 年，Divry 和 Van Bogaert 描述了一种家族性的青少年起病的综合征，该综合征主要影响家族男性成员，其特征是皮肤青斑、脑白质病变、痴呆、癫痫，及血管造影可见典型的累及软脑膜和硬脑膜的动脉瘤表现，故亦被称为“血管瘤病”。本病与 SNS 患者有相似的临床表现，但 SNS 更常见于女性患者。过去认为两者的不同之处是 DVB 综合征的家族遗传性和影像上脑膜动脉瘤表现，但是后来发现 SNS 也可有上述临床表现。但多种其他的神经系统症状和体征（如舞蹈病、脊髓病、头痛、眩晕、急性脑病、核间眼肌麻痹），及部分其他系统病变表现，如动脉高压、心脏异常、静脉闭塞及眼、胃肠道、肾受累，主要见于 SNS。有学者基于二者相似的表现，提出 DVB 综合征是否仅仅是青少年型 SNS 的变异。有研究认为二者最主要的区别是 DVB 综合征 APA 阴性（表 7-1）。目前较为公认的 DVB 综合征应具备以下几个临床特征：①遗传性特征，伴有青少年期认知障碍和白质疏松症；②血管瘤病的独特血管造影特征；③严重认知障碍和残疾的进展性临床过程（表 7-2）。

（4）中枢神经系统血管炎：本病包含破坏大脑、脊髓和脑脊膜血管，引起炎症反应的一组疾病，可分为系统性血管炎和原发性中枢神经系统血管炎。中枢神经系统血管炎可以表现为头痛、卒中等与 SNS 类似的症状；但是在系统性血管炎中，中枢神经系统受累常和其他系统损害共存。原发性中枢神经系统血管炎在男性的发病率约为女性的 2 倍，且多在 40 岁以后发病。30% 的患者红细胞沉降率中等程度加快，90% 的患者脑脊液可发现炎症反应。

表 7-1　DVB 与 SNS 的临床特征差异

	DVB	SNS
起病年龄	19 ～ 49 岁	20 ～ 70 岁
性别差异	男性多见	女性多见
卒中（包括 TIA 及 ICH）	有	有
头痛	少见	多见
认知障碍	多见	少见
流产	无	有
家族史	有	无
高血压	有	有
网状青斑	有	有
APA	阴性	多数阳性
脑血管瘤病	有	罕见
癫痫	有	有

TIA，短暂性脑缺血发作；ICH，脑出血；APA，抗磷脂抗体

表 7-2　DVB 综合征的临床诊断标准

主要标准
45 岁之前发作的脑卒中
弥漫性蔓状青斑（与网状青斑不同，形状更不规则，高温环境下存留时间更长）
常规血管造影术下可见的脑血管瘤病（弥漫性软脑膜和硬脑膜血液循环远端相互吻合的血管瘤）
排除其他疾病，特别是脑血管炎（行脑脊液检查、易栓症筛查，以及经食管超声心动图等）
次要标准
MRI 可见脑小血管病的表现
认知障碍
动脉高压
癫痫
青年卒中、认知障碍和蔓状青斑家族史
皮肤活检可见内皮细胞异常

组织学检查发现血管壁的单核细胞渗出，包括淋巴细胞、巨噬细胞和间质细胞。

（5）肌纤维发育不良（fibromuscular dysplasia，FMD）：FMD 是一种罕见的血管内科疾病，主要累及女性，多数为良性病程。SNS 与 FMD 的不同之处在于，SNS 脑动脉组织活检表现为中小动脉节段性内膜增厚，内膜平滑肌细胞增生，中膜和外膜不受累；而 FMD 主要累及中膜，表现为血管中层发育不良，引起平滑肌分布异常。

（6）其他：有神经心理学症状的 SNS 患者应该与精神科疾病相鉴别，早期发现可以改善预后。此外 SNS 还需与多发性硬化、凝血功能异常性疾病及传染性疾病如梅毒、莱姆病

等相鉴别。

7. 治疗及预后

SNS 的疗效常不满意，且无可行的标准的治疗方法。常用的治疗方法有：抗凝治疗、抗血小板聚集治疗、免疫抑制治疗、血浆置换、应用血管扩张剂等。但到目前为止，还没有前瞻性随机对照试验证明哪一种治疗方法更佳。既往研究已经证明大剂量华法林（INR ≥ 3）治疗是处置 APS 最有效的方法，目前这一疗法也广泛用于 APA 阳性的 SNS 患者，治疗期间，国际标准化比值（INR）应控制在 2 ～ 3，其疗效优于阿司匹林。有学者提议用三联疗法长期预防性治疗（前列腺素、依那普利、抗血小板药物），Wohlrab 等对 5 例 SNS 患者采用三联疗法，3 ～ 5 年内病情没有恶化。Sun 等报道了 1 例 SNS 患者急性缺血性卒中的静脉溶栓治疗，初步提示对于 SNS 患者应用重组组织型纤溶酶原激活剂（rt-PA）可能是安全有效的，这可能会对 SNS 患者缺血性卒中急性期的治疗具有指导意义。Hannon 等报道了 1 例 SNS 患者经环磷酰胺治疗后，记忆力和情绪异常均有改善，从而提出如果将来的研究能得出同样的结论，对于有认知功能损害的 SNS 患者，可以将环磷酰胺作为逆转 SNS 所致青年痴呆的一线药物。此外，应控制脑血管病的常见危险因素，避免烟草及口服避孕药。

相比之下，APA 阴性 SNS 的优化管理仍是一个尚未解决的问题。仅仅使用糖皮质激素和免疫抑制剂而不使用抗血栓药物可能对患者不利。网状青斑和手足发绀可以用硝苯地平缓解，但不能减少脑血管事件并发症。下肢末端皮肤溃疡也是 SNS 患者的典型表现，这些损害常可以自发愈合。

【诊疗体会】

SNS 的发病机制尚不明确，一些原发性患者没有明确病因，而另一些患者可能继发于自身免疫性疾病，所有的治疗主要是为了减少缺血性卒中的发生。SNS 患者的优化管理仍是尚待解决的问题，目前为止还没有前瞻性随机对照试验证明哪一种治疗方法更好。

临床遇到多次卒中事件的青年患者，一定要注意观察患者有无皮肤异常。网状青斑是 SNS 的特征性皮肤表现 如遇到这样的患者，要尤为谨慎，必要时可进一步完善皮肤病理活检以明确诊断。

参考文献

[1] Mascarenhas R，Santo G，Goncalo M，et al. Familial Sneddon's syndrome. Eur J Dermatol，2003，13（3）：283-287.

[2] Lossos A，Ben-Hur T，Ben-Nariah Z，et al. Familial Sneddon's syndrome. J Neurol，1995，242（3）：164-168.

[3] Boesch SM，Plorer Al，Auer Aj，et al. The natual course of Sneddon syndrome：clinical and magnetic resonance imaging findings in a prospective six year observation study. J Neurol Neurosurg Psychiatry，2003，74（4）：542-544.

[4] Turbah A，Piette JC，Iba-Zizen MT，et al. The natural course of cerebral lesions in Sneddon syndrome. Arch Neurol，1997，54（1）：53-60.

[5] Fetoni V，Grisoli M，Salmaggi A，et al. Clinical and neuroradiological aspects of Sneddon's syndrome and

primary antiphospholipid antibody syndrome, a follow-up study. Neurol Sci, 2000, 21 (3): 157-164.

[6] Dag E, Gokce B, Kocak M. Sneddon's syndrome presenting with neuropathic pain. Skinmed, 2013, 11: 251-252.

[7] Song HB, Woo SJ, Jung CK, et al. Acute central retinal artery occlusion associated with livedoid vasculopathy: a variant of Sneddon's syndrome. Korean J Ophthalmol, 2013, 27: 376-380.

[8] Cirillo G, Tessitore A, Cirillo M, et al. Livedo and ischemic strokes: diagnostic hints of a rare condition. Neurol Sci, 2013, 34: 2073-2075.

[9] Lalanne L, Elowe J, Danion JM, et al. A suicide attempt in a context of bipolar symptoms leading to a diagnosis of Sneddon syndrome. J Neuropsychiatr Clin Neurosci, 2013, 25: E11-12.

[10] Lavernhe S, Richard A, Varvat J, et al. Sneddon syndrome: a rare cause of vascular dementia. Rev Neurol (Paris), 2013, 169: 169-172.

[11] Scheuermann S, Schlundt C. STEMI of the anterior wall associated with Sneddon's syndrome. Herz, 2014, 39: 352-353.

[12] Faustino A, Paiva L, Morgadinho A, et al. Cardiac involvement in antiphospholipid syndrome associated with Sneddon syndrome: a challenging diagnosis. Rev Port Cardiol, 2014, 33 (115): e1-7.

[13] Killeen T, Wanke I, Mangiardi J, et al. Ruptured, fusiform, distal lenticulostriate aneurysm causing intraventricular haemorrhage in a patient with antiphospholipid-negative Sneddon's syndrome. Clin Neurol Neurosurg, 2014, 116: 80-82.

[14] Maeseneire CD, Duray MC, Rutgers MP, et al. Neurological presentations of the antiphospholipid syndrome: three illustrative cases. Acta Neurol Belg, 2014, 114: 117-123.

[15] Bottin L, Francès C, De Zuttere D, et al. Strokes in Sneddon syndrome without antiphospholipid antibodies. Ann Neurol, 2015, 77: 817-829.

[16] Duval A, Darnige L, Glowacki F, et al. Livedo, dementia, thrombocytopenia, and endotheliitis without antiphospholipid antibodies: seronegative antiphospholipid-like syndrome. J Am Acad Dermatol, 2009, 61: 1076-1078.

[17] Akbal A, Kurtaran A, Selçuk B, et al. A rarely seen syndrome in rehabilitation of hemiplegia: antiphospholipid antibody-negative Sneddon's syndrome. Rheumatol Int, 2010, 30: 1489-1491.

[18] Tily H, Banki K, Hoffman GS, et al. Detection of lupus anticoagulant and successful anticoagulation in familial Sneddon syndrome. Ann Rheum Dis, 2010, 69: 775-776.

[19] Bayrakli F, Erkek E, Kurtuncu M, et al. Intraventricular hemorrhage as an unusual presenting form of Sneddon syndrome. World Neurosurg, 2010, 73: 411-413.

[20] Hannon M, Kuo SH, Strutt AM, et al. Improvement of neurological symptoms and memory and emotional status in a case of seronegative Sneddon syndrome with cyclophosphamide. Clin Neurol Neurosurg, 2010, 112: 544-547.

[21] Marianetti M, Mina C, Marchione P, et al. Sneddon syndrome presenting with topographic disorientation. J Clin Neurosci, 2011, 18: 980-981.

[22] Sayin R, Bilgili SG, .Karadag AS, et al. Sneddon syndrome associated with protein S deficiency. Indian J Dermatol Venereol Leprol, 2012, 78: 407.

[23] Sun J, Zhang F, Gao F, et al. Intravenous thrombolysis in Sneddon's syndrome. J Clin Neurosci, 2012, 19: 326-328.

第 8 章　成人神经元核内包涵体病

病例 8

【主诉】

患者，女性，61 岁，反复发作性意识模糊伴记忆力减退 7 年，再次发作 4 天。

【现病史】

患者于 7 年前无明显诱因出现意识模糊、胡言乱语，不能与人沟通，不伴发热、肢体无力、肢体抽搐等，症状持续约 1 h 后完全缓解，当时检测血糖水平在正常范围，未行其他检查及治疗。2 天后出现剑突下胀痛，反复非喷射性呕吐，呕吐物为胃内容物，出现流涎，外院消化内科给予胃黏膜保护剂、止吐药、胃肠动力药等对症治疗，仍然间歇性上腹疼痛和呕吐，症状持续 2 个月逐渐好转。4 个月后患者开始出现反复发作性意识模糊，每次发作无明确诱因，发作时不能识别家人和朋友，无法言语沟通，持续半小时至数小时不等，经补液治疗后好转。每年发作 2 ～ 3 次，每次发作症状类似，发作间期能够从事简单的家务活动。此后患者出现记忆力减退，以近记忆力下降为显著，如反复询问刚刚发生的事情，不能完整做完一项较复杂的任务。1 年前分别出现间歇性上腹痛、呕吐及流涎，症状波动迁延达 2 个月余，逐渐自行缓解。4 天前患者再次出现意识模糊，并出现言语不能，右侧上、下肢活动较左侧显著减少，尿潴留。无发热、肢体抽搐和活动障碍等。

【既往史、个人史及家族史】

5 年前行胆囊切除术。无高血压、糖尿病、心脏病、肝炎及结核病史，家族中无类似病史。

【查体】

发育正常，皮肤颜色正常，毛发分布正常。右上肢血压 140/85 mmHg，左上肢血压 145/90 mmHg。双肺呼吸音清，未闻及干湿性啰音；心律齐，未闻及明显杂音；全腹柔软，无压痛及反跳痛，肝脾肋下未触及；双下肢无水肿。

【神经系统专科查体】

- 精神智能状态：嗜睡，意识内容减少，混合性失语，神经系统检查不能配合。
- 脑神经

（1）Ⅰ：未查。

（2）Ⅱ：因患者不能配合，视力、视野及眼底检查不能完成。

（3）Ⅲ、Ⅳ、Ⅵ：双侧瞳孔等大等圆，对光反射存在，眼球运动充分，未引出眼震。

（4）Ⅴ：双侧面部针刺觉检查不能完成，双侧角膜反射正常引出，下颌反射未引出。

（5）Ⅶ：查体不能配合。

（6）Ⅷ：查体不能配合。

（7）Ⅸ、Ⅹ：查体不能配合。

（8）Ⅺ：查体不能配合。

（9）Ⅻ：查体不能配合。

- 运动系统：右侧肢体主动活动较左侧减少，疼痛刺激可见右侧上下肢肌力小于左侧。

（1）共济运动：查体不能配合。

（2）步态：查体不能配合。

- 反射：四肢腱反射减低，双侧掌颌反射和吸吮反射阳性，双侧巴宾斯基征阴性。
- 感觉系统：查体不能配合。
- 脑膜刺激征：颈软，脑膜刺激征阴性。

【辅助检查】

1. 实验室检查

甲状腺功能及甲状腺过氧化物酶抗体、肿瘤标志物、免疫全套、抗中性粒细胞胞质抗体、血氨、血乳酸、肌酸激酶及同工酶等均在正常范围。

脑脊液常规及生化检查结果正常，脑脊液和血液自身免疫性脑炎及副肿瘤相关抗体均为阴性。

尿有机酸、血脂酰肉碱及氨基酸检测未见异常。

2. 肌电图检查

上、下肢运动和感觉神经传导速度检测均在正常范围，F 波出现率、潜伏期均正常。交感神经皮肤反应（sympathetic skin response，SSR）检测：双侧上、下肢 SSR 均未引出波形。

3. 影像学检查

腹部 X 线片及腹部 CT 未发现肠梗阻。

胰腺 MRI 平扫及增强未发现胰腺占位。

胃镜显示慢性非萎缩性胃炎。

头颅 MRI：7 年前起病时弥散加权成像（DWI）可见双侧额叶沿皮髓质交界处高信号影；入院 3 日前 DWI 可见双侧额、顶、颞、枕叶沿皮髓质交界处对称性绸带状高信号影，左侧额、顶、颞、枕叶皮质多发斑片状高信号影；入院 1 日后 DWI 可见双侧额、顶、颞、枕叶沿皮髓质交界处对称性绸带状高信号影，左侧额、顶、颞、枕叶皮质多发斑片状高信号影，皮质区病灶较前次范围略扩大；入院 1 个月后 DWI 可见双侧额、顶、颞、枕叶沿皮髓质交界处对称性绸带状高信号影，与前 2 次比较，左侧额、顶、颞、枕叶皮质病变部分消失（图 8-1）。

【诊疗经过】

入院后，为明确诊断，行致病基因筛查及骨骼肌、皮肤病理活检，结果如下。

（1）基因测序：线粒体 DNA 热点突变位点（mtDNA-3243、3271、3260、8344、8356 和 8993）筛查均为阴性。

（2）左侧肱二头肌活检病理结果：肌纤维大小形态正常，肌质和核内未见异常物质沉

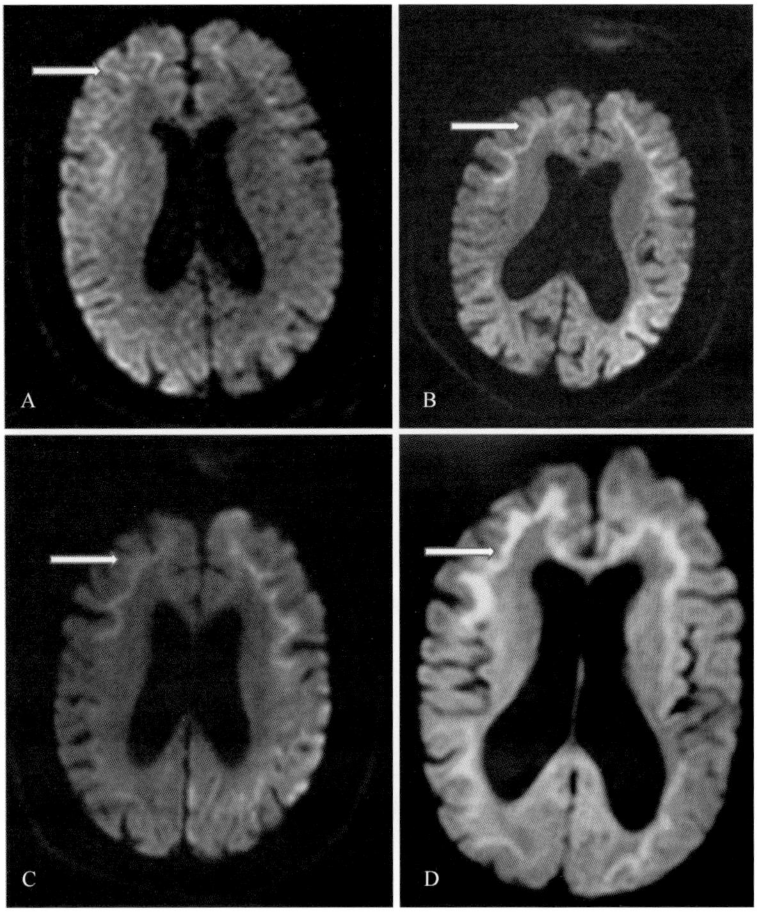

图 8-1　患者头颅 MRI 的动态变化过程。A. 7 年前起病时弥散加权成像（DWI）显示双侧额叶皮髓质交界处高信号影（白色箭头示）；**B.** 入院 3 日前 DWI 显示双侧额、顶、枕叶皮髓质交界处对称性绸带状高信号影，左侧额、顶、枕叶皮质多发斑片状高信号影（白色箭头示）；**C.** 入院 1 日后 DWI 显示双侧额、顶、枕叶皮髓质交界处对称性绸带状高信号影，左侧额、顶、颞、枕叶皮质多发斑片状高信号影（白色箭头示）；**D.** 入院 1 个月后 DWI 显示双侧额、顶、枕叶皮髓质交界处对称性绸带状高信号影（白色箭头示）

积，改良 Gomori 三色染色未见不整红边纤维。

（3）皮肤病理改变：HE 染色可见部分汗腺细胞、脂肪细胞和成纤维细胞的细胞核内存在嗜酸性核内包涵体，免疫组织化学染色可见包涵体泛素和 p62 阳性。电镜可见汗腺细胞、脂肪细胞和成纤维细胞的细胞核内类圆形包涵体，大小约 1.5 μm×5.0 μm，由纤维样物质构成，周边有晕（图 8-2）。

该患者临床主要表现为发作性脑病、发作性消化道症状、缓慢进展的智力减退及自主神经损害。头颅 MRI 的 DWI 序列显示持续存在的皮髓质交界处高信号，皮肤活检发现汗腺细胞、脂肪细胞和成纤维细胞的胞核内嗜酸性包涵体，p62 和泛素免疫组织化学染色阳性。一系列临床和实验室检查可以排除线粒体脑肌病、狼疮性脑病、桥本脑病及低血糖脑病等，散发型神经元核内包涵体病（neuronal intranuclear inclusion disease，NIID）的诊断成立。

入院后给予对症支持治疗，第 4 天患者意识转清，检查发现患者存在混合性失语。入院后第 2 天右侧肢体肌无力进行性加重，并于第 7 天进展至右侧肢体肌力 0 级，第 11 天开

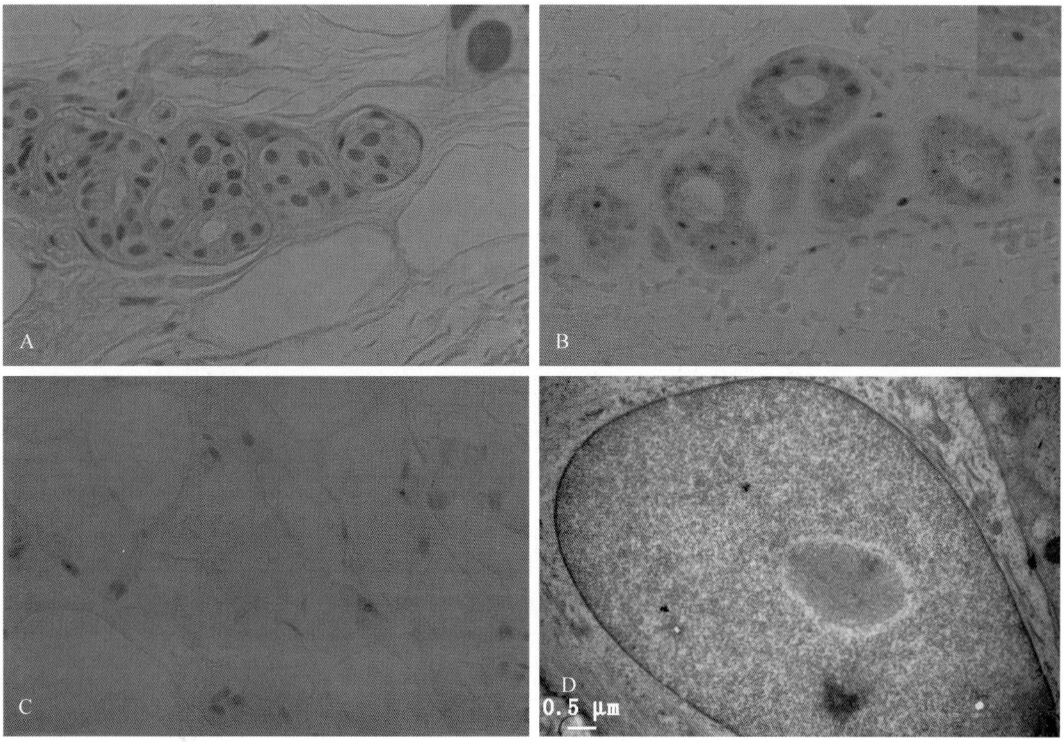

图 8-2（见书后彩图）　患者皮肤病理改变。A. 部分皮肤汗腺细胞的胞核内存在嗜酸性包涵体，右上小图为其中一细胞核的放大图像（×1000），可见核内类圆形包涵体，周围有浅染的晕（HE 染色 ×400）；**B.** 部分皮肤汗腺细胞的胞核内圆形或类圆形深染的结构（anti-p62 免疫组织化学染色 ×400），右上小图为其中一个典型 p62 阳性细胞的放大图像（×1000）；**C.** 部分脂肪细胞核内圆形或类圆形深染的结构（anti-p62 免疫组织化学染色 ×400）；**D.** 电镜下可见汗腺细胞核内无膜、类圆形、大小约 1.5 μm×5.0 μm 的由纤维样物质构成的包涵体

始右侧肢体肌力逐渐恢复，并开始能听懂他人言语。第 19 天出现上腹部疼痛、反复呕吐、流涎，消化道症状与既往发作完全一致，持续 20 天左右症状消失。入院后第 45 天，右侧肢体肌力恢复至Ⅳ级，仍有运动性失语。

【讨论】

神经元核内包涵体病（NIID）是一种慢性进展性神经系统变性疾病，病理特征为神经元、内脏器官细胞核内存在嗜酸性透明包涵体。NIID 的临床表现具有高度异质性，表现为缓慢进展的痴呆、帕金森样症状、小脑性共济失调以及运动或感觉性周围神经损害、自主神经损害等；也可以表现为发作性的意识水平下降、认知功能障碍、运动障碍，甚至发热。

1968 年 Lindenberg 等首先报道 1 例 28 岁男性患者，儿童期起病，主要表现为行为异常和缓慢进展的多种神经系统症状，包括不自主运动、共济失调及自主神经损害等，脑组织病理活检显示神经元核内嗜酸性包涵体。20 世纪 80 年代，Sung 等报道 1 例临床与病理学表现与之相似的 21 岁女性患者，病理检查发现中枢神经系统内广泛分布的核内包涵体，并将之命名为 NIID，推测其病因可能与特殊的病毒感染及遗传易患性有关。2003 年 Takahashi-Fujigasaki 根据发病年龄将 NIID 分为婴儿型、青少年型及成人型，根据遗传方式分为散发型与家族型。

1. 发病机制

NIID 的发病机制尚不明确。首先，其核内包涵体的病理意义未明。在 NIID 患者中，核内包涵体经常存在于形态基本正常的神经元。即使病理检查存在广泛的核内包涵体，也不一定伴随神经元变性、丢失。核内包涵体并不一定有细胞毒性，NIID 的核内包涵体含有泛素-蛋白酶体蛋白降解系统的一些蛋白，如泛素和 p62，其形成与泛素-蛋白酶体蛋白降解系统的功能障碍有关。有研究提示 NIID 核内包涵体的形成可能与多聚谷氨酰胺疾病具有相似的病理生理途径，是由三核苷酸重复序列［胞嘧啶-腺嘌呤-鸟嘌呤（CAG），编码谷氨酰胺］特异性基因扩增引起的神经退行性疾病。多聚谷氨酰胺疾病的核内包涵体是由含有异常谷氨酰胺片段的疾病相关蛋白聚集形成。研究发现 NIID 的核内包涵体对 1C2（一种识别异常扩增的多聚谷氨酰胺的单克隆抗体）具有免疫反应性，并且含有 ataxin 3 等含有多聚谷氨酰胺的蛋白。但是目前还没有发现 NIID 由多聚谷氨酰胺异常扩增所致的直接证据。

2. 病理学特征

既往的尸检研究发现，NIID 的特征性病理改变为区域性的神经元丢失及神经元和胶质细胞的嗜酸性核内包涵体。不同病例的尸检研究表明中枢神经元丢失的主要部位及程度各不相同。

（1）大体病理：可见轻度脑萎缩，黑质色素严重脱失。受累部位包括苍白球、黑质、脑干运动神经核、前角细胞、Clarke 柱和脊髓神经节。

（2）光镜：病理改变类似于其他多系统萎缩，如纹状体黑质变性、橄榄体脑桥小脑萎缩、脊髓小脑变性等。

中枢神经系统（CNS）、周围神经系统（PNS）、自主神经系统神经元可见典型的嗜伊红样神经元核内包涵体（NII），部分胶质细胞亦可见较小的嗜伊红样 NII，基底节包涵体多集中在苍白球，神经元中度脱失。苍白球可见反应性胶质增生。黑质着色神经元几乎完全脱失，神经毡无胶质增生和黑色素分布。残存神经元罕见 NII。红核神经元数量严重减少，反应性胶质增生。眼球运动核相对保留完好，某些形态正常的神经元可见核内包涵体。下橄榄核、舌下神经核可见很多 NII。小脑皮质和深部核团神经元可见少数 NII。NII 亦见于肠肌层和黏膜下层的神经丛。

Schuftler 等报道胃小肠自主神经丛可见 NII。Arrindell 等报道直肠活检黏膜下神经元可见嗜伊红样 NII。Haltia 等报道 2 例孪生 NIID 合并视神经萎缩，可见视网膜后部神经节细胞脱失和 NII。后极的视网膜色素上皮脱失，但双极细胞和感光受体正常。视神经有髓轴突脱失，反应性胶质增生。

Oyer 等报道 NIID 合并心肌病的 9 岁男孩，其大神经元可见圆形或卵圆形的嗜伊红样 NII，以基底核、苍白球、中脑、脑干、脊髓、背根神经节明显。食管壁的神经节细胞无 NII。心肌细胞可见单个或多个圆形或卵圆形的嗜伊红样 NII，类似于神经元 NII。核膜包裹 NII 罕见，提示包涵体可位于细胞质内、核旁的位置。曾报道骨骼肌肌核、肾上腺髓质细胞核也可见 NII。

Sone 等对成人起病的 NIID 患者行皮肤活检，病理结果显示，在脂肪细胞、成纤维细胞及汗腺细胞内可见特征性的核内嗜酸性包涵体，泛素及 SUMO-1 染色阳性，提示皮肤活检可协助 NIID 的诊断。相对损伤较小的皮肤活检使 NIID 的诊断率提高。皮肤活检诊断 NIID 的敏感度及特异度可能需要更多基于尸检的病例数据证实。

（3）电子显微镜：有研究显示在 NIID 患者的中枢神经系统神经元和星形胶质细胞中存在嗜酸性核内包涵体，也可见于外周神经系统以及除骨骼肌、肝细胞以外的很多器官体细胞。神经元包涵体位于核内，直径为 1.5 ～ 10.0 μm，泛素和 p62 阳性，电镜下可见核内类圆形无膜结构，由纤维样物质构成。近年来相关研究提示 NIID 患者皮肤的脂肪细胞、成纤维细胞、汗腺细胞也存在嗜酸性核内包涵体，直径 1.5 ～ 3.0 μm，皮肤相关细胞的核内包涵体的光镜和电镜下特征与中枢神经系统内相同。有文献报道，脆性 X 相关震颤共济失调综合征（FXTAS）患者可表现为痴呆和脑白质病变，并且在这些患者的神经元、胶质细胞和体细胞内可观察到与 NIID 类似的嗜酸性泛素阳性的核内包涵体。目前尚无 FXTAS 核内包涵体的皮肤病理或电镜的相关文献报道，且 FXTAS 也没有 NIID 的特征性影像学改变。综上所述，皮肤活检存在特征性核内包涵体可作为 NIID 的主要诊断标准。

3. 临床特征

NIID 的临床表现存在高度异质性，随着皮肤活检等检测手段的提出，成人型确诊的病例报道逐渐增多。

（1）儿童型 NIID：儿童型 NIID 男女发病率相当，最早可于 3 岁起病，大多数患者在 11 岁前发病，一般在 30 岁以前死亡。本型患者隐袭起病，逐渐加重。临床表现多种多样且缺乏特异性。常见临床表现包括：①高级皮质功能障碍，如智能减退、精神行为异常；②脑神经损伤，如眼球运动异常、瞳孔对光反射减弱或消失（见于 50% 患者）、动眼神经危象、眼震、睑痉挛、睑下垂、吞咽困难等；③锥体系损伤，如肢体无力、腱反射亢进及病理反射阳性；④锥体外系损伤，如静止性震颤、舞蹈样手足徐动、步态不稳、小脑性共济失调、吟诗样语言等；⑤肌肉受累，如弥漫性肌萎缩；⑥感觉系统受累，如不同区域的感觉缺损；⑦其他系统损伤，包括慢性原发性假性肠梗阻、恶病质、体重减轻、便秘、腹痛、腹胀、呕吐、反复发作的耳部感染等。

（2）成人型 NIID：2016 年 Sone 等根据 37 例散发型及 15 例来自 6 个家系的家族型患者的临床表现、影像学特征及病理特征等方面进行统计分析发现，成人型发病的 NIID 患者多于 50 岁后起病，也有少数病例发病年龄更早。散发型成人起病的 NIID 最常见的临床表现为痴呆（94.7%），大部分患者可出现瞳孔缩小（94.4%），其他自主神经系统受累的症状如膀胱功能障碍（33.3%）、呕吐（15.8%）等也较为常见。成人型 NIID 还可以表现出周围神经损害，包括肌无力（27%）及感觉障碍（28.6%）。另外，共济失调也是较常见的表现，可发生在约 52.8% 的散发型成人起病的 NIID 患者中。NIID 还可表现出其他症状，包括震颤、强直、精神行为异常、抽搐等。而对于家族型成人起病的 NIID，按主要的临床表现可大致分为痴呆或肢体无力 2 个亚组，失调、震颤等表现均较为少见。

值得关注的是，既往还有一些表现为亚急性进展脑炎症状的病例报道，可有发热、头痛、定向力障碍和意识障碍。Banker 等报道了 1 例临床表现类似亚急性白质脑病而病理学检查发现核内包涵体的病例。Langford 也报告了 1 例 38 岁患者，表现为头痛、进行性肢体无力，MRI 可见脑水肿和局灶性强化，脑组织活检显示神经髓鞘脱失，反应性星形胶质细胞增生，电子显微镜可见神经胶质细胞核内包涵体，符合 NIID 特征。

NIID 可以表现为皮质下痴呆，与以阿尔茨海默病为代表的皮质痴呆相比，皮质下痴呆的主要特征是语言功能相对正常而认知速度、执行功能和持续注意力受损。临床常用的简易精神状态检查（MMSE）量表，主要用于评估以语言功能为代表的大脑皮质功能，其对皮质下痴呆导致的执行功能障碍相对不敏感。额叶功能评定表（frontal assessment battery，FAB）对于识别皮质下痴呆的执行功能障碍比较敏感，可以更早地识别出 NIID 的痴呆表现。

NIID 临床表现上的高度异质性，不仅可以表现为进展性的各种神经系统受累症状，还可能表现为亚急性进展或者反复发作的病程，甚至可伴有发热，影像学上也可有皮质水肿及强化等类似炎症的可逆性改变，但具体的发病机制尚需要更多研究证实。

综上所述，NIID 临床表现多样，根据既往的病例报道，NIID 可表现为缓慢进展的多系统症状，也可表现为亚急性起病的脑病症状或反复发作的急性病程。

4. 辅助检查

（1）影像学表现：相对于儿童及少年起病型 NIID，成人起病型 NIID 患者的影像学表现相对具有特征性，大部分患者头颅 MRI 表现为 T_2 加权像及 FLAIR 像上双侧弥漫性对称的脑白质病变，且早期更多以额叶受累为著，外囊也可受累。DWI 序列上可见沿着皮髓质交界区分布的持续性异常高信号病变，在病程初期，病变主要局限于额叶，随着病程进展，DWI 高信号逐渐向顶叶、颞叶、枕叶发展但不向深部白质进展。以往的研究表明，脑白质弥漫性高信号改变和沿皮髓质交界处的弥散加权高信号是 NIID 特征性的 MRI 表现，具有诊断价值。通过比较 NIID 患者 DWI 沿皮髓质交界处高信号病变和 FLAIR 白质高信号改变及病理结果，发现两者分别与病理性海绵状改变和无海绵状改变的弥漫性髓鞘脱失有关。病变部位接近 U 型纤维，并且这些变化可能抑制水分子弥散。

相关报告还描述了胶质纤维酸性蛋白阳性的星形胶质细胞的显著损失，与皮质下病变的相对轻度的轴突丢失相比，星形胶质细胞功能障碍已被认为是由髓鞘脱失到海绵状改变引起白质损害的一个可能原因。MRI 研究显示病变主要向额叶延伸，进而导致皮质下痴呆。

亦有少量报道发现钆增强序列可以显示一过性局灶性脑水肿。根据既往的报道，部分患者 MRI 可见小脑萎缩。异常信号主要集中于小脑蚓旁的小脑半球，其主要功能是作为中继核团将本体感觉传递至皮质脊髓束和红核脊髓系统。研究证实，这一部位的病变与患者步态平衡功能受损有关，但依据已有研究结果，还不能判断影像学改变与临床症状轻重之间的对应关系。小脑第二常见的异常信号区域是小脑中脚。虽然我们不能确定小脑异常信号的病理学机制，但在先前报道的小脑白质病理学研究中描述了小脑白质的髓鞘脱失。

沿皮髓质交界处的 DWI 高信号改变、小脑中脚病变的异常信号被认为是 NIID 的特征性发现，可以帮助临床医生区分 NIID 和临床上相似的疾病，如淀粉样变性，其可伴有神经病变、共济失调和痴呆。NIID 影像学表现虽具有一定的特异性，能作为临床医师鉴别诊断的重要依据，但影像学改变不能作为 NIID 的确诊依据。

（2）电生理检查：NIID 患者正中神经、胫神经和腓总神经最常受累，可见运动及感觉神经传导速度减慢，而波幅降低在肢体无力型患者中相对多见。表现为癫痫发作的患者脑电图上有时可见痫样放电。眼震电图（ERG）示视杆细胞 b 波振幅明显减小，视锥反应正常。

（3）脑脊液检查：常出现蛋白质轻度升高，但也可完全正常。

（4）其他检查：食管测压检查发现蠕动停止，吞咽时，食管下部括约肌舒张不完全。胃十二指肠测压显示胃窦十二指肠传导差，移行运动异常。合并心肌病时，胸部 X 线显示心脏肥大、肺水肿。心脏超声显示左心室功能不全，少量心包积液。

5. 诊断

鉴于 NIID 相对罕见，目前还没有统一的诊断标准，Sone 于 2016 年提出了一个 NIID 的诊断流程，如下文所述。

在痴呆患者中，大多数 NIID 患者存在白质脑病和与白质损害有关的症状。因此，痴呆的性质可能不同于阿尔茨海默病等皮质性痴呆和亨廷顿病等皮质下痴呆。临床医师应将 DWI 中大脑皮髓质交界区的高信号改变作为 NIID 最明确的提示信号，而无论痴呆的性质如何。在发现皮髓质交界区 DWI 高信号时，应考虑行皮肤活检。在 DWI 阴性的情况下，应评估神经传导检查，因为超过 90% 的 NIID 患者存在亚临床神经病；另外，脑脊液蛋白质升高也可能提示 NIID，可见于超过 50% 的 NIID 患者。在这些情况下，亦应考虑皮肤活检。

在表现为肢体无力的患者中，必须行神经传导速度检查，包括运动和（或）感觉神经传导速度检查。疑似 NIID 患者可表现为自主神经功能障碍，如瞳孔缩小或膀胱功能障碍；在严重感觉神经损伤的病例，可考虑腓肠神经活检。在腓肠神经活检不可行的情况下，对于以痴呆为主要表现的患者，应进行头部 MRI 检查，尤其重点关注 DWI 序列，并在此基础上进行随访。

既往文献描述了皮肤活检和免疫组织化学检测的重要性。Sone 建议，NIID 皮肤活检的区域应在外踝 10 cm 以上，因为这一区域的汗腺和脂肪细胞密度比较适宜评估活检标本中脂肪细胞、成纤维细胞和汗腺细胞的核内包涵体。

在发现脂肪细胞、成纤维细胞和汗腺细胞中核内包涵体的情况下，Sone 建议进行 *fmr1* 基因 CGG 重复扩增的遗传学筛查以排除 FXTAS。部分无 *fmr1* 基因 CGG 重复扩增的病例最终在尸检后诊断为 NIID。

6. 鉴别诊断

由于 NIID 具有临床高度异质性，需要与多种其他神经系统疾病包括肾上腺脑白质营养不良、异染性脑白质营养不良、Friedreich 共济失调、脊髓小脑共济失调等疾病相鉴别。国际上也有学者倾向于将 NIID 定义为一类谱系疾病，猜测 NIID 可能与其他扩增突变的神经系统变性疾病存在一定重叠，目前相关的病例研究较少，仍需要更多基于尸检的研究以探究 NIID 的发病机制、与其他神经系统变性疾病的关系及可能的遗传机制。

7. 治疗

NIID 尚无特异性治疗手段，还未发现能够使包涵体消失或神经功能恢复的方法，对症处理可能延缓某些症状（如癫痫发作、痴呆、帕金森综合征）的发展。但均不能阻断本病的进程。在表现为亚急性脑炎的病例中，短期大剂量激素冲击治疗对于减轻脑水肿和改善意识状态可能有效，但长期激素治疗的效果尚未可知。本病儿童型患者的平均生存期不超过 10 年，预后较差；青少年型病程稍长，但通常在 20 岁左右死亡；成人家族型患者生存期可达 40 余年。病程后期患者常因卧床不起、反复发生肺炎等死亡。

【诊疗体会】

本例患者临床主要表现为多系统受累，包括发作性脑病、发作性消化道症状、缓慢进展的智能减退和自主神经损害；头颅 MRI-DWI 显示持续存在的皮髓质交界处高信号，提示 NIID 可能，经皮肤活检发现汗腺细胞、脂肪细胞和成纤维细胞核内嗜酸性包涵体，p62 和泛素免疫组织化学染色阳性。一系列临床和实验室检查可以排除线粒体脑肌病、狼疮性脑病、桥本脑病及低血糖脑病等，散发型成人型 NIID 诊断成立。本病例提示成人型 NIID 是具有高度临床异质性的慢性神经变性疾病，头颅 MRI-DWI 示皮质下绸带征及皮肤活检示核内嗜酸性包涵体有助于诊断。

参考文献

[1] Sung JH, Ramirez-Lassepas M, Mastri AR, et al. An unusual degenerative disorder of neurons associated with a novel intranuclear hyaline inclusion (neuronal intranuclear hyaline inclusion disease): a clinicopathological study of a case. J Neuropathol Exp Neurol, 1980, 39: 107-130.

[2] Michaud J, Gilbert JJ. Multiple system atrophy with neuronal intranuclear hyaline inclusions. Report of a new case with light and electron microscopic studies. Acta Neuropathol (Berl), 1981, 54: 113-119.

[3] Parker JC. Sporadic spinocerebellar degeneration associated with intranuclear neuronal inclusions and arteriosclerotic heart disease. J Neuropathol Exp Neurol, 1983, 42: 352.

[4] Haltia M, Somer H, Palo J, et al. Neuronal intranuclear inclusion disease in identical twins. Ann Neurol, 1984, 15: 316-321.

[5] Tateishi J, Nagara H, Ohta M, et al. Intranuclear inclusions in muscle, nervous tissue and adrenal gland. Acta Neuropathol (Berl), 1984, 63: 24-32.

[6] Patel H, Norman MG, Perry TL, et al. Multiple system atrophy with neuronal intranuclear hyaline inclusions. Report of a case and review of the literature. J Neurol Sci, 1985, 67: 57-65.

[7] Soffer D. Neuronal intranuclear hyaline inclusion disease presenting as Friedreich's ataxia. Acta Neuropathol (Berl), 1985, 65: 322-329.

[8] Garen PD, Powers JM, Young GF, et al. Neuronal intranuclear hyaline inclusion disease in a 9 years old. Acta Neuropathol(Berl), 1986, 70: 327-332.

[9] Munoz-Garcia D, Ludwin SK. Adult-onset neuronal intranuclear hyaline inclusion disease. Neurology, 1986, 36: 785-790.

[10] Takahashi-Fujigasaki J. Neuronal intranuclear hyaline inclusion disease. Neuropathology, 2003, 23: 351-359.

[11] Lindenberg R, Rubinstein LJ, Herman MM, et al. A light and electron microscopy study of an unusual widespread nuclear inclusion body disease. Acta Neuropathol, 1968, 10: 54-73.

[12] Sone J, Kitagawa N, Sugawara E, et al.Neuronal intranuclear inclusion disease cases with leukoencephalopathy diagnosed via skin biopsy. J Neurol Neurosurg Psychiatry, 2014, 85: 354-356.

[13] Liu Y, Mimuro M, Yoshida M, et al. Inclusion-positive cell types in adult-onset intranuclear inclusion body disease: implications for clinical diagnosis. Acta Neuropathol, 2008, 116: 615-623.

[14] Morimoto S, Hatsuta H, Komiya T, et al. Simultaneous skin-nerve-muscle biopsy and abnormal mitochondrial inclusions in intranuclear hyaline inclusion body disease. J Neurol Sci, 2017, 372: 447-449.

[15] Horino T, Matsumoto T, Inoue K, et al. A case of neuronal intranuclear inclusion disease associated with lupus nephritis-like nephropathy. Neurological Sci, 2018, 10: 28-30.

[16] Sone J, Mori K, Inagaki T, et al. Clinicopathological features of adult-onset neuronal intranuclear inclusion disease. Brain, 2016, 139: 3170-3186.

[17] Toyota T, Huang Z, Nohara S, et al. Neuronal intranuclear inclusion disease manifesting with newonset epilepsy in the elderly. Neurol Clin Neurosci, 2015, 3: 238-240.

[18] Tada Y, Satomi J, Abe T, et al. Intra-arterial signal on arterial spin labeling perfusion MRI to identify the presence of acute middle cerebral artery occlusion. Cerebrovasc Dis, 2014, 38: 191-196.

[19] Van Paesschen W. Ictal SPECT. Epilepsia, 2004, 45 (suppl 4): 35-40.

[20] Sanchez del Rio M，Bakker D，Wu O，et al. Perfusion weighted imaging during migraine：spontaneous visual aura and headache. Cephalalgia，1999，19：701-707.

[21] Pollock JM，Deibler AR，Burdette JH，et al. Migraine associated cerebral hyperperfusion with arterial spin-labeled MR imaging. Am J Neuroradiol，2008，29：1494-1497.

[22] Iizuka T，Tominaga N，Kaneko J，et al. Biphasic neurovascular changes in prolonged migraine aura in familial hemiplegic migraine type 2. J Neurol Neurosurg Psychiatry，2015，86：344-353.

[23] Wiltshire KM，Dunham C，Reid S，et al. Neuronal intranuclear inclusion disease presenting as juvenile Parkinsonism. Can J Neurol Sci，2010，37：213-218.

[24] Schmahmann JD，Smith EE，Eichler FS，et al. Cerebral white matter：neuroanatomy，clinicalneurology，and neurobehavioral correlates. Ann N Y Acad Sci，2008，1142：266-309.

[25] Zannolli R，Gilman S，Rossi S，et al. Hereditary neuronal intranuclear inclusion disease with autonomic failure and cerebellar degeneration. Arch Neurol，2002，59：1319-1326.

[26] 杨帆，章殷希，丁美萍 . 神经元核内包涵体病的研究进展 . 中华医学杂志，2019，17（99）：1358-1360.

[27] Kunihiko Araki，Jun Sone，Yusuke Fujioka，et al. Memory loss and frontal cognitive dysfunction in a patient with adult-onset neuronal intranuclear inclusion disease. Intern Med，2016，55：2281-2284.

[28] Sugiyama A，Sato N，Kimura Y，et al. MR imaging features of the cerebellum in adult-onset neuronal intranuclear inclusion disease：8 Cases. Am J Neuroradiol，2017，38（11）：2100-2104.

第 9 章　遗传性压迫易感性神经病

病例 9

【主诉】

患者，女性，33 岁，反复双下肢麻木 6 个月、双上肢麻木 2 周。

【现病史】

患者 6 个月前无明显诱因出现右下肢麻木，小腿及足背为著，伴小腿背侧针刺样疼痛，5 天后出现左下肢麻木，休息后完全缓解；5 个月前无明显诱因出现腰部一过性放电样疼痛；4 个月前劳累后出现双下肢疼痛伴麻木，休息后部分缓解；2 周前长时间支肘工作后出现双上肢麻木，表现为双肘以下长手套样麻木，休息后好转；1 周前患者出现双下肢力弱，表现为上楼梯费力，平地行走尚可，无肢体抽搐，无二便障碍。

【既往史、个人史及家族史】

既往体健。否认高血压、糖尿病、冠心病史；否认手术、外伤史；有阿奇霉素过敏史。其母亲手提重物后出现类似的双手麻木现象，未行系统诊治。

【查体】

发育正常，皮肤、黏膜颜色正常，毛发分布正常。右上肢血压 120/85 mmHg，左上肢血压 115/80 mmHg。双肺呼吸音清，未闻及干湿性啰音；心律齐，未闻及明显杂音；全腹柔软，无压痛及反跳痛，肝脾肋下未触及；双下肢无水肿。

【神经系统专科查体】

- 精神智能状态：意识清楚，言语流利，时间、地点、人物定向力正常，记忆力、计算力正常。
- 脑神经：
  （1）Ⅰ：未查。
  （2）Ⅱ：双眼视力、视野检查粗测正常，眼底视盘边界清楚。
  （3）Ⅲ、Ⅳ、Ⅵ：双侧瞳孔等大等圆，直径 3 mm，双侧瞳孔直接、间接对光反射灵敏，眼球各向运动充分，未见眼震。
  （4）Ⅴ：双侧角膜反射正常引出，双侧面部针刺觉对称，双侧咀嚼对称有力，下颌反射未引出。
  （5）Ⅶ：双侧额纹对称，闭目及示齿有力。
  （6）Ⅷ：双耳粗测听力正常，Weber 试验居中，Rinne 试验双侧气导＞骨导。

（7）Ⅸ、Ⅹ：腭垂居中，双侧软腭运动正常对称，双侧咽反射存在。

（8）Ⅺ：双侧转颈、耸肩对称有力。

（9）Ⅻ：伸舌居中，未见舌肌萎缩、纤颤。

- 运动系统：四肢肌容积正常，右足背屈肌力 5 级，余肢体肌力 5 级，四肢肌张力正常。

（1）共济运动：双侧指鼻、跟膝胫试验稳准，闭目难立征阴性。

（2）步态：正常步态。

- 反射：双上肢腱反射正常，双侧膝腱反射及跟腱反射对称减低。双侧巴宾斯基征阴性。
- 感觉系统：左侧踝部针刺觉减退，双侧深感觉、皮质感觉正常。
- 脑膜刺激征：阴性。

【辅助检查】

1. 实验室检查

血常规、生化全项、凝血、术前 8 项、糖化血红蛋白、红细胞沉降率、C 反应蛋白、甲状腺功能、抗链 O、类风湿因子、免疫全套、抗中性粒细胞胞质抗体、心磷脂抗体均未见明显异常。免疫固定电泳：未见异常。

神经节苷脂抗体检测（血）：阴性。

神经元抗原谱抗体 IgG 检测（血）：未见异常。

毒物筛查：阴性。

2. 腰穿检查

脑脊液压力 140 mmH_2O。

脑脊液常规、生化、培养、神经系统感染病毒抗体检查、脑脊液蛋白电泳以及革兰氏染色、抗酸染色、墨汁染色均未见明显异常。

神经节苷脂抗体检测（脑脊液）：阴性。

神经元抗原谱抗体 IgG 检测（脑脊液）：未见异常。

3. 超声检查

腹部 B 超、泌尿系统超声、甲状腺超声、超声心动图：未见明显异常。

4. 肌电图：

上、下肢周围神经源性损害，左侧正中神经、双侧尺神经、双侧腓总神经感觉及运动传导速度均存在不同程度下降；针极肌电图所检肌肉未见神经源性及肌源性损害（表 9-1 和表 9-2）。

【诊疗经过】

患者入院后仔细询问病史，发现其临床症状多由不良姿势（久坐、支肘）诱发，休息后缓解，临床症状轻，肌电图表现重，肌电图提示弥漫性神经传导速度下降，并且神经传导异常的部位均位于肘关节及膝关节等神经易卡压部位，结合其母亲提重物后类似发作史，经辅助检查排除 Lewis-Sumner 综合征、中毒性周围神经病、副肿瘤综合征及副蛋白血症等，考虑患者遗传性压力易感性神经病（hereditary neuropathy with liability to pressure palsies，HNPP）的可能性大，并行相关基因检测，在遗传性压迫易感性神经病相关基因 *PMP22* 发现全基因杂合缺失突变（图 9-1）。

患者最终经基因检测明确诊断为遗传性压迫易感性神经病，经营养神经及对症支持治

表 9-1　患者感觉神经传导速度检测结果

神经	潜伏期（ms）	波幅（μV）	传导速度（m/s）	距离（mm）
正中神经 感觉 左				
指Ⅰ - 腕	2.21	21.5	40.7（30% ↓）	90.0
指Ⅲ - 腕	3.00	9.3（67% ↓）	41.7（31% ↓）	125
正中神经 感觉 右				
指Ⅰ - 腕	1.93	23.0	50.8	98.0
指Ⅲ - 腕	2.58	14.6	48.4	125
尺神经 感觉 左				
指Ⅴ - 腕	2. 04	10.2	51.5	105
指Ⅴ - 肘下	4.55	2.9（77% ↓）	63.7	180
指Ⅴ - 肘上	7. 34	1.38（84% ↓）	41.2（31% ↓）	115
尺神经 感觉 右				
指Ⅴ - 腕	1.98	13.3	50.5	100
指Ⅴ - 肘下	4.95	6.4	60.6	180
指Ⅴ - 肘上	6.98	3. 4	47.8（21% ↓较肘下）	97
腓总神经 感觉 左				
踝-腓骨小头	8. 10	0.72（74% ↓）	45. 1（23% ↓）	365
腓总神经 感觉 右				
踝-腓骨小头	7.81	2.0	44.8（24% ↓）	350
腓肠神经 感觉 左				
小腿中-外踝	3. 64	14.1	39.8	145
腓肠神经 感觉 右				
小腿中-外踝	3.90	9.3	38.5	150
足底内侧神经 感觉 左				
趾Ⅰ - 内踝	5.24	1.76	36.3	190
足底内侧神经 感觉 右				
趾Ⅰ - 内踝	未见肯定波形			

疗，并嘱患者避免重体力劳动、外伤和易导致神经受损的姿势，如跷二郎腿、久坐、支肘、伏案工作等，患者症状好转出院。

【讨论】

对于反复发作的不对称性单神经或多神经病，尤其是肌电图提示弥漫性神经传导异常的患者，应注意遗传性压迫易感性神经病的可能，临床上应注意仔细询问家族史，避免遗漏症状不典型或症状轻微的患者；对于高度怀疑本病的患者，应行基因检测以明确诊断。

表 9-2　患者运动神经传导速度检测结果

神经	潜伏期（ms）	峰-峰波幅（mV）	传导速度（m/s）	距离（mm）	负波波幅（mV）	负波波幅节段变化（%）	负波时限（ms）	负波时限节段变化（%）	负波面积（ms×mV）
正中神经 运动 左									
掌-拇短展肌（APB）	1.62	16.4			11.5		5.4		36.3
腕-掌	3.63	17.0	32.3 ↓	65.0	11.5	0	5.1	－ 5.6	32.3
肘-腕	6.83	12.6	59.4	190	8.5	－ 26.1	5.7	11.8	25.4
正中神经 运动 右									
掌- APB	1.65	15.0			9.0		5.2		28.2
腕-掌	3.51	14.0	36.0（正常低限）	67.0	8.4	－ 6.7	5.3	1.92	25.3
肘-腕	6.94	12.2	58.3	200	8.2	－ 2.4	5.6	5.7	24.5
尺神经 运动 左									
腕-小指展肌（ADM）	2.78	15.9			11.1		5.3		31.0
肘下-腕	5.48	14.0	59.3	160	9.6	－ 13.5	5.8	9.4	28.1
肘上-肘下	8.57	12.7	37.2（38% ↓）	115	9.0	－ 6.3	5.8	0	26.0
尺神经 运动 右									
腕- ADM	2.70	16.3			11.3		5.8		30.5
肘下-腕	6.02	15.7	54.2	180	10.5	－ 7.1	6.2	6.9	28.4
肘上-肘下	8.33	14.7	42.0（30% ↓）	97.0	9.7	－ 7.6	6.5	4.8	27.4
胫神经 运动 左									
踝-踇展肌（AH）	3.60	17.0			11.2		6.5		29.7
腘窝-踝	12.5	11.4	43.3	385	7.8	－ 30.4	7.2	10.8	25.4
胫神经 运动 右									
踝- AH	3.77	17.8			10.9		6.1		31.1
腘窝-踝	12.0	13.0	45.0	370	9.0	－ 17.4	6.9	13.1	28.3
腓总神经 运动 左									
踝-趾短伸肌（EDB）	5.23（100% ↑）	6.2			4.0		10.3		13.9
腓骨小头（EDB）-踝	13.9	5.2	38.1（39% ↓）	330	3.6	－ 10.0	11.5	11.7	13.3
腘窝（EDB）-腓骨小头（EDB）	16.1	5.1	30.9 ↓	68.0	3.5	－ 2.8	10.8	－ 6.1	13.5
腓总神经 运动 右									
踝- EDB	4.22（61% ↑）	5.4			3.4		7.3		11.5
腓骨小头（EDB）-踝	12.5	4.7	38.0（40% ↓）	315	3.1	－ 8.8	8.0	9.6	10.9
腘窝（EDB）-腓骨小头（EDB）	14.5	4.7	38.0 ↓	76.0	3.1	0	7.7	－ 3.8	11.3

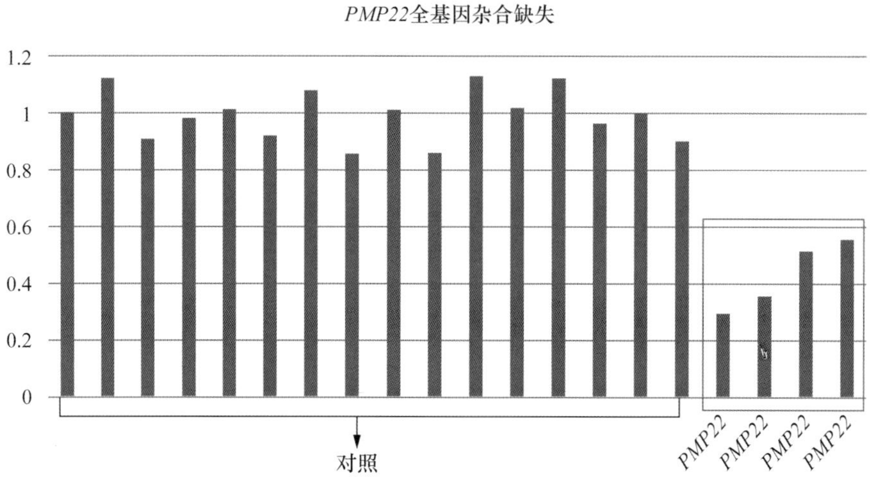

图 9-1　患者基因检测结果

遗传性压迫易感性神经病（HNPP）是由外周髓鞘蛋白 22（PMP22）基因突变引起的一种少见的常染色体显性遗传病，以易卡压部位神经受到轻微创伤或压迫后反复出现受累神经支配区域的麻木和无力为主要临床特征。

有关 HNPP 最早的报道见于 1947 年，荷兰神经病学家 DeJong 记录了两个家系。在一个家系中，一个 17 岁男子受雇于一个煤矿，他需要长期蹲着工作，2 周后他出现了左腓骨神经病变；另一个家系的一名 34 岁男子在用右上肢清理屋顶排水沟后，出现了右臂短时间的无力和感觉丧失。这两个家系的部分家属经常在刨土豆之后出现腓总神经损伤的症状，因此称之为“刨土豆病”。当时发现患者血中维生素 B_1 水平降低，因而被认为是由维生素 B_1 代谢障碍引起的遗传性神经病。随着分子生物学技术的发展，Chance 于 1993 年发现 HNPP 与含有 *PMP22* 基因的染色体 17p11.2 的 1.5 Mb 缺失有关，以后又在没有碱基缺失的 HNPP 患者的该基因位点上发现了框移突变和拼接部位的点突变，上述异常均可导致 PMP22 的表达减少或者不能正确表达。这一发现可由神经病理所见的典型腊肠样结构以及转基因动物的髓鞘改变而证实。1999 年，Mouton 等的研究结果以及后来的大样本研究都表明，电生理学检查显示 HNPP 患者弥散的感觉神经传导速度减慢、运动神经传导速度减慢及远端潜伏期延长，嵌压部位诱发电位波幅降低，这些对于 HNPP 的诊断有同样重要的意义。

1. 流行病学

国外报道 HNPP 的患病率为（7.3 ～ 16）/10 万，国内缺乏相关流行病学资料，由于本病多数患者可以在短时间内自限，故难以统计确切的人群发病率。HNPP 发病年龄范围广，各年龄段均可发病，好发于 20 ～ 30 岁，男性多见，这可能跟男女职业特点、运动强度以及激素水平相关，有研究表明黄体酮可以调节髓鞘基因表达，增加外周髓鞘蛋白的表达，从而发挥保护作用。

2. 遗传学特征及发病机制

HNPP 是一种常染色体显性遗传性疾病，致病基因为 *PMP22* 基因。80% ～ 90% 的 HNPP 是由染色体 17p11.2-12 上含 *PMP22* 基因在内的 1.5 Mb 片段缺失突变引起，而该区域基因的重复突变可导致 Charcot-Marie-Tooth 病 1A 型（CMT1A）。另外 10% ～ 20% 的

HNPP 则由 *PMP22* 基因点突变导致，包括无义突变、错义突变、移码突变或剪接部位突变等。Chen 等通过对 6 例汉族 HNPP 患者进行研究，发现了国内第 1 例 *PMP22* 基因点突变 HNPP 患者，也进一步证实了 *PMP22* 基因缺失突变是汉族人群 HNPP 的主要突变类型。

PMP22 基因具有明显的剂量效应，研究证实 *PMP22* 基因缺失突变或点突变均可导致 *PMP22* mRNA 表达水平下降、PMP22 蛋白减少或功能缺失，从而出现临床和电生理表现各异的 HNPP。

PMP22 的生物学功能尚未十分明确，目前认为，PMP22 是由 160 个氨基酸组成的 4 次跨膜糖蛋白，由施万细胞合成，占周围神经总髓鞘蛋白的 2% ～ 5%，构成周围神经系统有髓神经纤维的髓鞘致密部分，主要作用是维持髓鞘结构的完整性及稳定性，保护有髓神经纤维免受机械性损伤。1995 年 Parmantier 等通过对鼠类的研究发现 *PMP22* 基因有 2 种常见的表达产物——SR13 和 CD25，CD25 仅由施万细胞合成，表达于周围神经系统，而 SR13 同时表达于周围及中枢神经系统。*PMP22* mRNA 可在中枢神经系统中检测到，但含量远低于周围神经系统。Parmantier 等通过反转录聚合酶链反应，发现 PMP22 信号活跃于三叉神经运动核、面神经核、疑核、迷走神经核、舌下神经核、副神经核以及脊髓腹侧，动眼神经及滑车神经的核团处也可检测到少量 PMP22 的信号，这可能是 HNPP 患者发生中枢神经系统损伤的病理生理学基础。

髓鞘具有保护轴突、绝缘、提高神经冲动传导速度等作用，PMP22 缺乏会影响髓鞘结构，阻碍神经冲动的传递；还可能破坏多个髓鞘连接蛋白复合物，导致髓鞘的通透性显著增加，从而影响神经冲动的传导，这与脱髓鞘的结果相当。此外，PMP22 还能调节施万细胞的增殖、分化和凋亡。

动物模型的研究是获得有关疾病发病机制更多信息的强大工具。目前已有几种涉及 PMP22 的动物模型。根据 HNPP 的发病机制之一，即基因剂量效应的假说，可以预测完全缺乏 *PMP22* 基因会引起更为严重的脱髓鞘性周围神经病。虽然在临床中还没有发现这样的患者，但是已经有研究制作了具有这种基因型的小鼠模型。*PMP22* 纯合子缺失（*PMP22* －/－）小鼠发展为严重的脱髓鞘神经病，神经传导速度非常缓慢（7 m/s），并且 PMP22 －/－小鼠在病理检查中出现明显的脱髓鞘改变，包括轴突髓鞘的不同变化：从髓鞘变薄直到脱失。杂合子缺失（PMP 22/－）小鼠受到的影响较小，虽然在最终的受累神经中会形成大量的巨噬细胞，但在活检中传导速度的减慢程度较低，脱髓鞘的迹象也较不明显。*PMP22*/ －小鼠脱髓鞘的确切机制尚不清楚，据推测是因为这些小鼠合成的 PMP22 蛋白只有野生型小鼠的一半，从而改变了致密髓鞘中蛋白质的含量，进而导致脱髓鞘改变。

3. 病理改变

HNPP 患者周围神经活检的特征性病理改变为：局灶性髓鞘增厚和节段性脱髓鞘。局灶性增厚的髓鞘不实而松散，其间含有正常的髓鞘区域，因沿神经纤维纵轴看酷似腊肠，而被称为腊肠样结构。需注意的是，腊肠样结构非 HNPP 所特有，Charcot-Marie-Tooth 病（CMT）、慢性炎性脱髓鞘性多发性神经根神经病（CIDP）、抗髓鞘相关糖蛋白神经病等疾病也可出现类似病理表现。技术上可用锇酸染色、甘油浸泡、单纤维分离这一经典方法观察腊肠样结构形成，当因条件限制难以应用此方法时，可做半薄切片进行观察，但其敏感性稍低。HNPP 患者神经会出现 CMT1A 中常见的洋葱球样改变，但比较少见；还可出现类似于由 *P0* 基因突变引起的 POEMS 综合征所见的周围神经髓鞘排列不紧密现象，因此可以推测 PMP22 在髓鞘形成和结构维持中与 P0 蛋白有相似的作用。此外，病变神经的轴突和有髓纤维密度也会发生改变。轴突变性多为继发于髓鞘脱失的慢性损害，但也有急性轴突损害的报道。

随着基因检测的普遍应用，神经活检已失去其作为 HNPP 诊断工具的必要性。但是当患者存在阳性家族史，临床高度怀疑 HNPP，基因检测却呈阴性或不明确时，则需要考虑完善神经活检。

4. 临床表现

HNPP 临床上以反复发作的局灶性感觉运动性周围神经病为特征，通常认为初期感觉症状几乎均为非疼痛性的感觉障碍，神经麻痹通常会被轻微的压迫或者牵拉所诱发，故临床症状常发生在神经易受压部位，最常见的是肘管压迫导致的尺神经麻痹（30% ～ 48%）和腓骨小头处压迫导致的腓总神经麻痹（21% ～ 28%），臂丛神经、桡神经、正中神经也可受累，发生频率分别为 12% ～ 27%、4% ～ 13%、4% ～ 11%，而不易受压的神经（如胫神经）麻痹比较少见。症状的发病年龄通常在 20 ～ 30 岁，但已有文献报道了新生儿或 80 岁以上起病的老年人病例。识别儿童 HNPP 患者是一项具有挑战性的工作，尤其是在儿童表达能力尚不完善且没有家族史的情况下。在 10 岁以下儿童中 HNPP 的发病率很低，当它发生时，不一定会表现为急性、单纯性肢体瘫痪发作；据报道，幼儿可表现为肌张力低下和大运动迟缓，还有其他表现如用脚趾行走、疼痛和肢体姿态僵硬。

除了上述典型的表现之外，部分患者还可出现非典型临床症状，如反复发作的臂丛神经麻痹、腕管综合征、坐骨神经病、腰痛、CMT 样表现、CIDP 样表现、喉部及膈神经受累等，极少数患者亦发现脑神经（如动眼神经、三叉神经、面神经、听神经、舌下神经等）受损的症状。除了周围神经受累，亦有报道并发中枢神经系统脱髓鞘。

HNPP 的中枢神经系统受损偶见于报道。2001 年 Dackovic 等研究一例 51 岁 17p11.2 基因缺失的 HNPP 患者时发现该患者首次发病是 20 岁，表现为右足及右手第 4、5 指的麻木无力，这些症状缓解消失再反复发作，最后持续存在而不再缓解消失，同时出现左侧手、足的麻木无力伴肢体震颤；另外该患者从起病时就有少汗、渐进性听力下降及偏头痛表现，查体发现右侧中枢性面瘫、伸肌反射亢进、头及双手呈静止性及姿势性震颤；他的两个哥哥也表现出类似的症状。2005 年 Sanahuja 等通过对一个经基因确诊的 HNPP 家系的 18 名成员进行研究，发现其中一例患者 27 岁首次发病时，表现为 2 周内完全康复的右侧轻偏瘫；48 岁再次发病时，表现为左侧的轻偏瘫，该患者临床症状也可能由于脑梗死造成，因为其患有长期未系统治疗的高血压。但体格检查未见明显阳性体征，且其临床症状均完全恢复。该患者 50 岁时行 MRI 检查，仅可见左侧基底节区脱髓鞘改变。在这个家系中还有一名患者表现为左侧上肢的无力及感觉障碍，症状也在数周内完全恢复。由于中枢神经系统不易形成压迫，故临床症状不典型且表现轻微，但是当 HNPP 患者出现上述临床症状时应高度警惕，并通过神经电生理检查及影像学检查等确诊。

HNPP 患者神经系统查体可出现受累神经支配区的深、浅感觉减退及肌肉无力，腱反射减退或消失，严重病例可出现肌萎缩、关节挛缩，高足弓及脊柱侧弯罕见。脑神经及中枢神经系统受累的患者可出现相应的体征，另外有 10% ～ 15% 的基因突变携带者无临床症状及体征。急性单神经病变的症状可能会在数天或数周内消失；事实上，高达 50% 的病例会出现持续性后遗症。

5. 辅助检查

（1）肌电图：HNPP 的神经电生理检查极为重要。由于患者临床表现异质性大，很容易造成误诊或漏诊，一些无症状或症状轻微的患者也容易延误诊治；研究表明，即使在无症状的患者中也存在广泛的神经传导异常，因此肌电图检查是一项重要的早期筛查诊断工具。其特征性的肌电图改变为：弥漫性感觉运动神经传导异常，主要发生于易卡压部位，包括神经传导速度减慢和（或）神经干受压部位传导阻滞，具体表现为感觉神经传导速度（sensory nerve conduction velocity，SNCV）减慢、运动神经传导远端运动潜伏期（distal motor latency，DML）延长、F 波潜伏期延长、神经嵌压部位波幅降低和传导速度减慢、运动神经传导速度（motor nerve conduction velocity，MNCV）也会出现轻到中度减慢。

大约 1/3 的患者腓神经波幅降低，1/5 的患者腓神经感觉传导速度减弱至正常速度的 1/10。值得注意的是，在大鱼际正中神经研究中，约 85% 的患者有终末潜伏期异常（平均潜伏期为 5.95 ms）。大多数情况下可见腓神经远端运动潜伏期（DML）延长（96%），正中神经 DML 亦延长（89%）。并非所有的患者都可能出现 DML 异常，因此 DML 正常不能完全排除 HNPP 的可能性。此外，正如预期的那样，研究发现被压迫部位运动神经传导速度的降低比未被压迫部位明显，在一些研究中，在非压迫部位也发现了传导速度减慢，这种传导速度的减慢通常比较轻微且相对少见。

此外，HNPP 患者脑神经及中枢神经系统受累时，听觉诱发电位、瞬目反射及咀嚼反射等潜伏期也可出现异常。Tackenberg 等的研究显示,HNPP 患者脑干听觉诱发电位（brainstem auditory evoked potential，BAEP）、瞬目反射和咀嚼反射等潜伏期均较正常对照者延长，表明此类患者脑神经和中枢神经系统均受累。

（2）影像学检查：近年来，超声检查对周围神经病变的诊断具有重要的辅助作用。对神经进行高分辨率超声检查可以评估其形态，并与电生理结果进行综合评估，可以大大提高诊断的准确性，并有助于制订治疗方案。

早在十多年前就有报道 HNPP 患者神经超声检查表现为局灶性、多发性神经增粗，主要位于神经受压部位，如尺神经横截面积（cross-sectional area，CSA）在肘部大于腕部、正中神经 CSA 在腕部大于肘部、踝关节处胫神经 CSA 增大。

Hooper 将 7 名经基因检测确诊的 HNPP 患者，与对照组相对比，发现这些患者在典型压迫部位的正中神经、尺神经和胫神经的 CSA 更大。这些神经增粗与特发性压迫性神经病患者相似。他们还指出，非压迫部位的神经增粗在 HNPP 患者中并不常见。在他们的研究中，只有 1 例患者在非压迫部位有神经增粗，一例患者没有神经增粗，而其他患者在 10 个检测部位中至少有 4 个可以观察到神经增粗。在另一项研究中，Gianneschi 等纳入 12 名经基因检测证实的 HNPP 患者，并对其超声和电生理检查结果进行评估。与前述研究一致，他们仅在压迫部位发现神经增粗，他们指出，尽管患者在压迫部位显示正中神经、尺神经和腓神经 CSA 增加，DML 与正常 CSA 的患者相比无显著性差异。在他们的研究中，尽管所有被检测的神经都显示出电生理异常，仍有 2 名患者的超声检查结果正常。

Schreiber 等比较了 CMT 和 HNPP 患者正中神经的超声表现。他们用超声评价 CSA、腕臂比和筋膜直径，并指出这些参数的差异可能有助于确定遗传性神经病变的亚型。大部分患者的超声表现与目前的研究结果相似，并发现腕关节正中神经 DML 与 CSA 之间存在相关性。

简而言之，HNPP 患者通常在超声检查表现为多灶性神经 CSA 增加，特别是在常见的易压迫部位。

磁共振成像（MRI）技术较少应用于 HNPP，然而近年来有少数学者使用 MRI 检测以臂丛神经损害为主要表现的 HNPP 患者，发现臂丛神经的异常影像学表现，因此认为神经

MRI 能够发现 HNPP 患者的神经损害，其神经影像学表现与 HNPP 患者的神经脱髓鞘、髓鞘再生和（或）水肿的病理表现有关。一项关于 HNPP 患者神经 MRI 的报道描述了随着神经增粗出现的局灶性不对称性尺神经、腓神经肿胀及高信号影。

Chen 等通过对 6 例早发型 HNPP 患者的研究发现，HNPP 儿童和青少年患者颈椎和腰椎异常的患病率很高（图 9-2）。青少年椎间盘退变与许多因素密切相关。目前尚不清楚某些 HNPP 患儿的颈椎异常是否与控制颈部肌肉的神经脱髓鞘病变有关。同时，应该关注脊柱和躯干肌肉的变化，以避免 HNPP 患者出现早期脊柱退行性变。

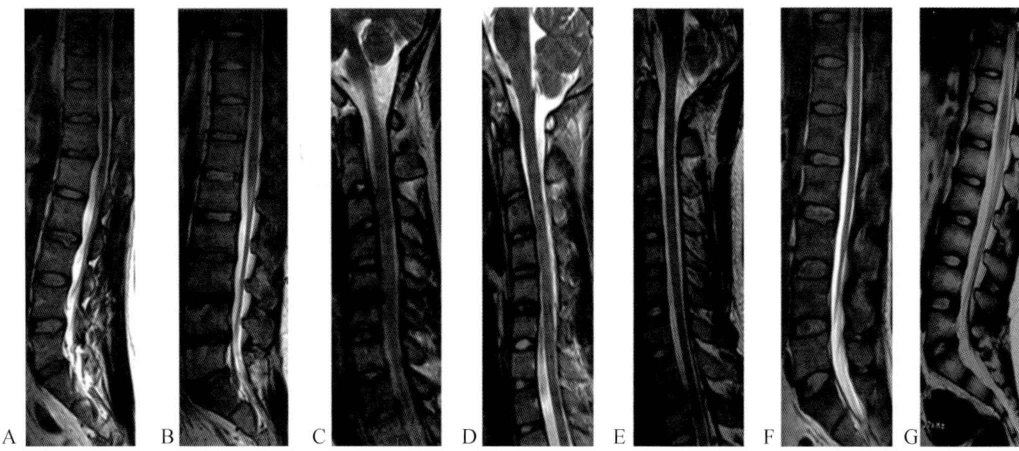

图 9-2　青少年 HNPP 患者腰椎与颈椎矢状位 T2 加权 MRI 所见。A. 患者 1 可见 $T_{12} \sim L_1$ 轻度椎间盘突出和施莫尔（Schmorl）结节；**B.** 患者 2 可见 $L_2 \sim S_1$ 椎间盘退变、腰椎曲度变直和施莫尔结节；**C.** 患者 2 颈椎椎体轻度后凸伴轻度椎间盘退变；**D.** 患者 3 颈椎椎体后凸伴轻度椎间盘退变；**E.** 患者 4 颈椎曲度轻度改变；**F.** 患者 5 腰椎间盘退变；**G.** 患者 6 腰椎正常

（3）基因检测：基因检测为 HNPP 诊断的金标准，主要为 *PMP22* 基因缺失突变，另有一小部分为 *PMP22* 基因点突变所致，包括无义突变、错义突变、移码突变和剪切位点突变等。与缺失突变相比，携带点突变的患者通常表现为不典型的 HNPP，甚至与 CMT 表型重叠。

6. 诊断

2000 年，Dubourg 等提出遗传性压迫易感性神经病的神经电生理学诊断标准（表 9-3），这一神经电生理学诊断标准在其后的临床研究中被证实有效。

Luigetti 等认为出现下列情况时应考虑遗传性压迫易感性神经病：①脱髓鞘性神经病伴腕管综合征；②除正中神经外的 1 根运动神经传导异常（肘部尺神经传导速度、尺神经远端运动潜伏期、腓神经传导速度）；③ 1 根感觉神经在非卡压部位传导异常（腓肠神经或桡神经）。

综合以上已有的诊断标准及分子生物学进展，目前 HNPP 的诊断要点包括：

（1）临床出现反复发作性单神经或多神经麻痹；

（2）神经电生理检查有弥漫性神经传导异常；

（3）阳性家族史；

（4）周围神经病理检查可见腊肠样结构形成；

表 9-3　遗传性压迫易感性神经病（HNPP）诊断标准

1. 临床特征	家族史	纳入标准：常染色体显性遗传
	发病年龄	纳入标准：通常 20 ～ 30 岁起病 说明：从出生到 70 岁以上均可发病
	临床表现	纳入标准：急性、复发性和退行性周围神经麻痹； 急性感觉、运动神经损伤； 通常可以发现造成神经受压的原因； 部分基因携带者可以没有临床症状； 发作前期和发作期没有疼痛症状 说明：可以是单纯的感觉或运动神经损伤； 瘫痪发作的次数可多可少 排除标准：发作前期和发作期存在疼痛症状
	神经麻痹的位置	说明：腓神经、尺神经和臂丛最常受影响； 正中神经和桡神经也可能受影响； 包括脑神经在内的其他神经受到异常影响； 多组神经可以同时受累
	临床查体	说明：肌腱反射可能减弱或消失； 踝关节反射比其他肌腱反射更常消失； 患者一般均会出现反射消失； 可以出现弓形足； 可能有脊柱侧凸； 在受累神经支配区域可能出现肌肉无力和萎缩； 既往没有急性或亚急性发作病史的患者亦可存在肌肉无力和萎缩 排除标准：存在锥体束或小脑损伤体征
	病程及转归	纳入标准：发作间期没有神经功能损伤； 数天至数月内完全恢复 说明：亦可能不完全恢复
	非典型表现	说明：少数患者存在 CMT 表型； 少数患者表现为慢性感觉性多神经病； 少数患者表现为渐进性感觉运动单神经病
2. 电生理特征		纳入标准：所有年龄大于 15 岁的基因突变携带者，无论有没有临床症状，均可以发现弥漫性肌电图异常：双侧正中神经 DML 延长，手掌腕节段双侧 SNCV 降低，腓神经 DML 延迟或 MNCV 降低 说明：尺神经肘部 MNCV 降低； 下肢 MNCV 降低； 感觉神经动作电位降低，上肢明显
3. 病理学特征		纳入标准：不超过 25% 的髓鞘出现局灶性增厚（腊肠样改变） 说明：亦可没有局灶性髓鞘增厚
4. 分子遗传学特征		纳入标准：85% ～ 90% 的 HNPP 患者检测到 17p11.2 缺失； *PMP22* 基因突变亦可引起 HNPP 排除标准：没有发现 17p11.2 缺失或 *PMP22* 基因突变

CMT，Charcot-Marie-Tooth 病；DML，远端运动潜伏期；SNCV，感觉神经传导速度；MNCV，运动神经传导速度

（5）基因学检测 17p11.2 区大片段基因（1.5 Mb 片段）缺失或有导致 PMP22 无功能的点突变或框移突变。

7. 鉴别诊断

HNPP 临床表现多样，应注意与以下疾病鉴别。

（1）CMT1A：因肌无力、萎缩、传导速度减慢及显性遗传需与 HNPP 鉴别，但 CMT1A 发病年龄更早，以对称性四肢远端进行性的肌无力和萎缩为主要表现，常伴有感觉障碍，下肢重于上肢，“鹤腿”、垂足、弓形足常见，腱反射减弱或消失；肌电图呈对称性弥漫性感觉及运动传导速度减慢、波幅降低；周围神经活检可见广泛性“洋葱球”样改变；基因检测常为 *PMP22* 基因重复突变。

（2）Lewis-Sumner 综合征：属于 CIDP 变异型，占所有 CIDP 病例的 6% ～ 15%，发病年龄多为 40 ～ 50 岁，为免疫介导的慢性、获得性、不对称性、多灶性、脱髓鞘性感觉运动性周围神经病变，以上肢远端神经病变最为常见，肌电图特征性表现为不对称性神经传导阻滞，神经活检显示脱髓鞘改变，脑脊液可见蛋白-细胞分离现象，可有神经节苷脂抗体阳性，静脉注射免疫球蛋白及激素治疗效果好。

（3）多灶性运动神经病：该病是一种仅累及运动神经的缓慢进展或阶梯样进展的不对称性脱髓鞘性神经病，局部脱髓鞘常选择性地影响运动纤维，上肢更易受累，多于 40 ～ 50 岁发病，受影响的肢体可有痛性痉挛和肌束震颤、腱反射减弱或消失，非对称性运动神经传导阻滞是其电生理特征，感觉神经动作电位正常，神经节苷脂 GM1 抗体阳性，静脉注射免疫球蛋白治疗有效。

（4）血管炎性神经病变：可能与潜在的系统性疾病相关，如风湿免疫性疾病、传染病等，表现为不对称性、感觉和运动不同步的周围神经病变，涉及 2 个分散神经区域的孤立损伤，多伴疼痛，随着病程进展可为对称性。电生理表现为多灶性不对称性轴突病变，复合肌肉动作电位（CMAP）和感觉神经动作电位（SNAP）波幅降低，神经传导速度一般正常。病理学检查可见血管性血栓形成和缺血性损伤、坏死性动脉炎等。

（5）遗传性神经痛性肌萎缩：多于 10 ～ 20 岁起病，是一种反复发作的以痛性臂丛神经麻痹、手臂肌肉萎缩和感觉障碍为主要特征的常染色体显性遗传性周围神经病，其致病基因位于 17q25。因此，以臂丛神经病为首发或唯一临床表现的 HNPP 应注意与该病鉴别。该病的肌电图检查显示受累肌肉有失神经表现，但远端 MNCV 基本正常，无弥漫性神经传导速度异常，基因检测可明确诊断。

（6）炎性脱髓鞘性多发性神经根神经病：好发于青年男性，是一种自身免疫性疾病，分为急性和慢性两种类型，脑脊液可见蛋白-细胞分离现象，通常无家族史，激素、静脉注射免疫球蛋白、免疫抑制剂治疗有效，可资鉴别。

（7）嵌压性神经病：如腕管综合征、肘管综合征等，HNPP 的单次发作较难与之鉴别，但 HNPP 有家族史，且肌电图显示弥漫性神经传导速度异常。

综上所述，表 9-4 列出了 HNPP 与其他疾病的鉴别诊断。

8. 治疗及预后

大部分患者预后良好，多于数天、数周或数月内完全恢复，少数可遗留部分神经功能缺损，严重时可出现肌肉萎缩，或出现 CMT 样表现，但预期寿命不变。

治疗上，尚无特效治疗方法，主要是营养神经及对症治疗，早期诊断、合理预防是影响预后的关键。在急性期，对于表现为腕管综合征的患者，可进行小夹板固定或腕部塑形，

表 9-4　HNPP 的鉴别诊断

	HNPP（*PMP22* 缺失）	CMT1A（*PMP22* 重复）	Lewis–Sumner	多灶性运动神经病	血管炎性神经病变
临床表现	常在 20 ～ 40 岁之间起病； 感觉丧失，无疼痛； 复发性和局灶性运动障碍，4% ～ 47% 的患者在几天或几周内症状完全恢复； 50% 的患者出现罕见的严重后遗症，经常在肢体受压后出现感觉异常； 家族中临床变异大	起病于 20 岁之前； 主要症状：行走 / 跑步困难，远端萎缩通常对称（下肢＞上肢）； 弓形足； 手套袜套样感觉缺失（下肢＞上肢）； 疼痛； 反射减少或消失； 家族中临床变异大	通常 40 ～ 50 岁起病； 临床表现不对称：远端＞近端，上肢＞下肢	通常 40 ～ 50 岁起病； 缓慢进行性力弱或进行性不对称性局灶性肢体受累，上肢＞下肢； 受累肢体痉挛和肌束颤动； 腱反射减少	可能在任何年龄发生，可能与潜在的系统性疾病有关，如风湿免疫性疾病、传染病；表现为疼痛、不对称性感觉和运动性周围神经病，累及 2 个以上分散的神经区； 可能表现为对称性病程
电生理	腓总神经、尺骨神经 DML 延长；压迫部位神经传导速度局灶性降低；运动神经传导速度在其他区域通常正常或轻微下降；感觉神经传导速度降低	运动和感觉传导速度对称性弥漫性降低； 运动 - 感觉波幅降低或消失	严重的传导阻滞；远端运动和感觉潜伏期延长；神经传导速度减慢； 一条或多条运动神经 F 波延迟或缺失	≥ 2 个神经区域的脱髓鞘变化； 运动传导阻滞（一些典型病例可能没有可检测到的阻滞）； 感觉神经动作电位（SNAP）正常	多发性不对称性轴突神经病，复合肌肉动作电位（CMAP）和感觉神经动作电位（SNAP）波幅降低；传导速度大多正常
病理及实验室	节段性脱髓鞘 / 髓鞘再生； 腊肠样改变； 神经纤维减少	神经髓鞘异常； 洋葱头样改变； 有髓纤维密度降低	神经纤维束内和束间不对称的病理表现； 明显的脱髓鞘改变；洋葱头样改变；脑脊液蛋白增加（蛋白 - 细胞分离）	运动神经脱髓鞘改变； 可能与血清抗 GM1 抗体有关	营养动脉和神经外膜动脉壁的炎症； 血管内血栓形成与缺血性损伤； 坏死性动脉炎； 根据潜在的系统性疾病，血管炎检测可能是阳性的； 红细胞沉降率增快

腓总神经损伤者可使用踝足矫形器，以使受累的神经充分休息，从而使髓鞘得以再生，症状缓解。急性期不主张进行物理康复治疗。一般神经麻痹都可在几周内缓解，对于持续存在的足下垂可行关节融合术。

对于出现的疼痛，可以应用抗抑郁药、抗癫痫药及糖皮质激素等。但对于 HNPP 患者，避免神经的微小损伤（如压迫和牵拉）尤为重要。

对于 HNPP 患者，应避免重体力劳动和外伤等诱因，避免一些可以导致神经麻痹的动作，如重复的手腕部活动、支肘及长时间伏案、坐位或跷二郎腿等，肘部或膝部保护垫可以防止局部神经受到压力和创伤，以降低 HNPP 的发生率。可以考虑特殊的运动管理规则，如在腕部（腕管），症状发作主要是由于强力抓握、重复运动或腕部过度弯曲所致，可以使用工具和手套来改善抓力，腕部夹板可以防止夜间腕部过度弯曲。在肘部，发作主要是由反复或持续弯曲以及习惯性地靠在肘部引起的。管理措施包括使用可以减轻压力的肘垫、在长时间的电话交谈中使用头戴式耳机等避免长时间神经压迫的措施。膝盖最常见的触发因素是习惯性的双腿交叉。小腿支架可以稳定脚踝，以防在膝部引起反复的拉伸损伤。臂丛神经的复杂性意味着许多因素可引起肩部 HNPP 发作，避免头顶工作或高举手臂睡觉，保持良好的姿势可以降低风险。

对于存在足下垂或腕管综合征的患者，踝足矫形器或使用腕部夹板进行临时支撑可能是有用的；持续性腕下垂或足下垂患者接受肌腱转移术可能有助于改善功能；患者是否能从肘管、腕管减压手术中获益尚不明确。

【诊疗体会】

HNPP 在临床上由轻微的甚至难以觉察的损伤所诱发，以易嵌压部位的反复发作的神经麻痹为特点。起病早期可能仅仅表现为肢体麻木，这种感觉障碍往往不易被患者重视，随着病程进展，可能会出现严重的器质性神经损伤，因此在临床工作中，对于反复出现的压迫后肢体麻木，应行肌电图、基因测序等相关检查，以明确诊断，争取早期干预以期改善患者预后。

参考文献

[1] Luigetti M，Del Grande A，Conte A，et al. Clinical，neurophysiological and pathological findings of HNPP patients with 17p12 deletion：a single-centre experience. J Neurol Sci，2014，341（1-2）：46-50.

[2] 刘雪梅，魏晓晶，苗晶 . 遗传性压力易感性周围神经病研究进展 . 中风与神经疾病杂志，2018，35（4）：380-382.

[3] Dubourg O，Mouton P，Brice A，et al. Guidelines for diagnosis of hereditary neuropathy with liability to pressure palsies. Neuromuscul Disord，2000，10（3）：206-208.

[4] Chrestian N，McMillan H，Poulin C，et al. Hereditary neuropathy with liability to pressure palsies in childhood：case series and literature update. Neuromuscul Disord，2015，25（9）：693-698.

[5] Rizzuto N，Moretto G，Galiazzo Rizzuto S. Clinical spectrum of the tomaculous neuropathies. Report of 60 cases and review of the literature. Ital J Neurol Sci，1993，14（9）：609-617.

[6] Birouk N，Gouider R，Le Guern E，et al. Charcot-Marie-Tooth disease type 1A with 17p11.2 duplication. Clinical and electrophysiological phenotype study and factors influencing disease severity in 119 cases. Brain，1997，120（Pt 5）：813-823.

[7] Schenone A，Nobbio L，Mandich P，et al. Underexpression of messenger RNA for peripheral myelin protein 22 in hereditary neuropathy with liability to pressure palsies. Neurology，1997，48（2）：445-449.

[8] Gabriel JM，Erne B，Pareyson D，et al. Gene dosage effects in hereditary peripheral neuropathy. Expression of peripheral myelin protein 22 in Charcot-Marie-Tooth disease type 1A and hereditary neuropathy with liability to pressure palsies nerve biopsies. Neurology，1997，49（6）：1635-1640.

[9] Schenone A，Nobbio L，Caponnetto C，et al. Correlation between PMP-22 messenger RNA expression and phenotype in hereditary neuropathy with liability to pressure palsies. Ann Neurol，1997，42（6）：866-872.

[10] Jouaud M，Gonnaud PM，Richard L，et al. Congenital hypomyelinating neuropathy due to the association of a truncating mutation in PMP22 with the classical HNPP deletion. Neuromuscul Disord，2016，26（4-5）：316-321.

[11] Li J，Parker B，Martyn C，et al. The PMP22 gene and its related diseases. Mol Neurobiol，2013，47（2）：673-698.

[12] D'Urso D，Schmalenbach C，Zoidl G，et al. Studies on the effects of altered PMP22 expression during myelination in vitro. J Neurosci Res，1997，48（1）：31-42.

[13] Suter U，Snipes GJ. Peripheral myelin protein 22：facts and hypotheses. J Neurosci Res，1995，40（2）：145-151.

[14] Farrar MA，Park SB，Krishnan AV，et al. Axonal dysfunction，dysmyelination，and conduction failure in hereditary neuropathy with liability to pressure palsies. Muscle Nerve，2014，49（6）：858-865.

[15] Guo J，Wang L，Zhang Y，et al. Abnormal junctions and permeability of myelin in PMP22-deficient nerves. Ann Neurol，2014，75（2）：255-265.

[16] Attarian S，Fatehi F，Rajabally YA，et al. Hereditary neuropathy with liability to pressure palsies. J Neurol，2020，267（8）：2198-2206.

[17] Chen B，Niu S，Wang X，et al. Clinical，electrophysiological，genetic，and imaging features of six Chinese Han patients with hereditary neuropathy with liability to pressure palsies（HNPP）. J Clin Neurosci，2018，48：133-137.

[18] Padua L，Coraci D，Lucchetta M，et al. Different nerve ultrasound patterns in Charcot-Marie-Tooth types and hereditary neuropathy with liability to pressure palsies. Muscle Nerve，2018，57（1）：E18-23.

[19] Yurrebaso I，Casado OL，Barcena J，et al. Clinical，electrophysiological and magnetic resonance findings in a family with hereditary neuropathy with liability to pressure palsies caused by a novel PMP22 mutation. Neuromuscul Disord，2014，24（1）：56-62.

[20] Logroscino G，Del Tedesco F，Cambise C，et al. Fibular nerve palsy after hip replacement：Not only surgeon responsibility. Hereditary neuropathy with liability to pressure palsies（HNPP）a rare cause of nerve liability. Orthop Traumatol Surg Res，2016，102：529-531.

[21] Kramer M，Ly A，Li J. Phenotype HNPP（hereditary neuropathy with liability to pressure palsies）induced by medical procedures. Am J Orthop Belle Mead N J，2016，45：E27-28.

[22] Li LX，Zhao SY，Liu ZJ，et al. Improving molecular diagnosis of Chinese patients with Charcot-Marie-Tooth by targeted next-generation sequencing and functional analysis. Oncotarget，2016，7：27655-27664.

[23] Kim KE，Yeom J. Proximal arm weakness is the most common presentation in young Korean soldiers diagnosed as having hereditary neuropathy with liability to pressure palsy（HNPP）. J R Army Med Corps，2016，162：352-354.

[24] Chanson JB，Echaniz-Laguna A，Blanc F，et al. Central nervous system abnormalities in patients with PMP22 gene mutations：a prospective study. Neurol Neurosurg Psychiatry，2013，84：392-397.

[25] Chrestian N，McMillan H，Poulin C，et al. Hereditary neuropathy with liability to pressure palsies in childhood：case series and literature update. Neuromuscul Disord，2015，25：693-698.

[26] Stogbauer F，Young P，Kuhlenbaumer G，et al. Hereditary recurrent focal neuropathies：clinical and molecular features. Neurology，2000，54：546-551.

第 10 章　感染性心内膜炎致急性脑梗死

病例 10

【主诉】

患者，男性，33 岁，左侧肢体麻木力弱 14 h。

【现病史】

患者于 14 h 前休息中突发左侧肢体麻木力弱，言语欠流利，无意识不清，无肢体抽搐，无二便障碍，于发病后 50 min 抵达当地医院，完善 CT 检查以排除脑出血，于发病后 170 min 予静脉注射重组组织型纤溶酶原激活剂（rt-PA）溶栓，病情无明显改善，遂转至我院急诊。

【既往史、个人史及家族史】

7 个月前因乏力、下肢水肿、平卧位呼吸困难诊断为扩张型心肌病，无心房颤动、心脏血栓病史，发病前 4 个月自行停用利尿剂、改善心肌重塑药物，发病前 4 天再次出现心力衰竭症状，否认近期发热史，有长期吸烟、饮酒史。

【查体】

体温 37.0℃，血压 130/94 mmHg，心率 100 次 / 分。皮肤未见瘀点、瘀斑、结节。双肺呼吸音清。心界扩大，心律齐，未闻及杂音。双下肢轻度可凹性水肿。

【神经系统专科查体】

- 精神智能状态：嗜睡，查体欠合作，轻度构音障碍，可回答简单问题并完成简单动作，时间、空间定向力及理解判断力、记忆力、计算力检查均不能配合。
- 脑神经

（1）Ⅰ：未查。

（2）Ⅱ：双眼视力、视野检查不能配合，眼底未能窥入。

（3）Ⅲ、Ⅳ、Ⅵ：双侧瞳孔等大等圆，直径 2.5 mm，双侧瞳孔直接及间接对光反射灵敏，双眼向左凝视，未引出眼震。

（4）Ⅴ：双侧面部针刺觉对称，双侧角膜反射灵敏，下颌反射未引出。

（5）Ⅶ：双侧额纹对称、左侧面纹浅，口角右偏。

（6）Ⅷ：听力检查不能配合。

（7）Ⅸ、Ⅹ：腭垂居中，双侧软腭抬举正常对称，双侧咽反射存在。

（8）Ⅺ：双侧转颈、耸肩不能配合。

（9）Ⅻ：伸舌居中，未见舌肌萎缩、纤颤。

- 运动系统：左上肢近端肌力 3 级、远端 0 级，左下肢肌力 2 级，右侧肢体肌力 5 级。左侧上、下肢肌张力稍高。

（1）共济运动：双侧指鼻试验、轮替试验、跟膝胫试验不能完成。

（2）步态：患者卧床，步态检查不能完成。

- 反射：双侧肱二头肌腱反射亢进，双侧膝反射对称。左侧 Hoffmann 征阳性，左侧巴宾斯基征可引出。
- 感觉系统：双侧针刺觉及音叉感觉正常。
- 脑膜刺激征：阴性。

【辅助检查】

1. 影像学检查

患者入院后完善 MRI 检查，提示右侧基底节区、放射冠急性脑梗死（梗死体积约 8 ml），右侧颈内动脉闭塞，未见脑出血（图 10-1）。

2. 实验室检查

血常规：白细胞数 11.89×10^9/L，中性粒细胞 82.3%。

血生化：血清肌酐 81.4 μmol/L，B 型利钠肽 812.9 pg/ml。

【诊疗经过】

患者入院后行右侧颈内动脉 C1 段 Solitaire 支架（EV3 公司，美国）联合导管抽吸取栓术、右侧颈内动脉 C1 段 Wallstent 支架（波士顿科学公司，美国）置入术，右侧大脑中动脉完全再通［改良脑梗死治疗（modified treatment in cerebral infarction，mTICI）分级 3 级］（图 10-2），术中取出大量栓子（图 10-3），并送病理检查。

患者术后行超声心动图检查示全心增大，左心室心尖部高回声（图 10-4），考虑附壁血栓形成，二尖瓣大量反流，三尖瓣少量反流，左心室收缩功能减低（左心室射血分数 37%），心包积液（少量）；24 h 心电 Holter 提示窦性心律，未见心律失常。术后 24 h 内给

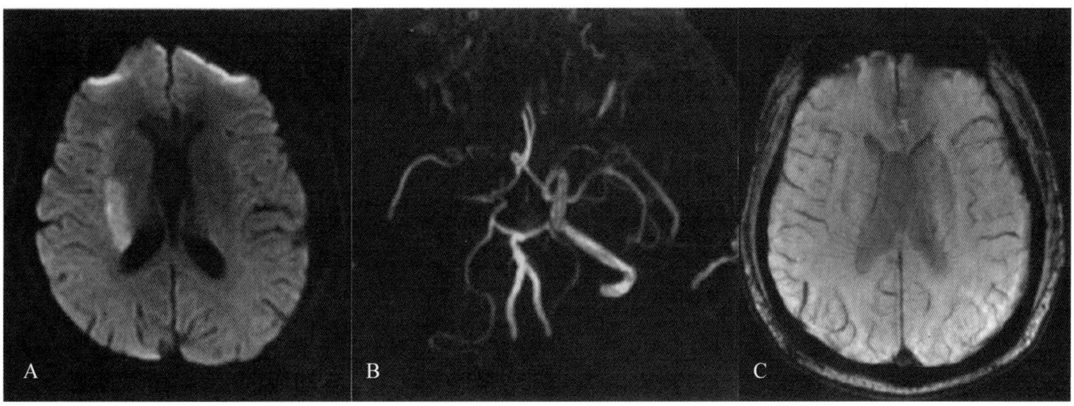

图 10-1　患者入院时 MRI。A. 磁共振弥散加权成像（DWI）示右侧基底节区、放射冠急性脑梗死灶，梗死体积约 8 ml；**B.** 磁共振血管成像（MRA）提示右侧颈内动脉闭塞，前交通动脉、右后交通动脉开放；**C.** 磁敏感加权成像（SWI）未见脑实质出血

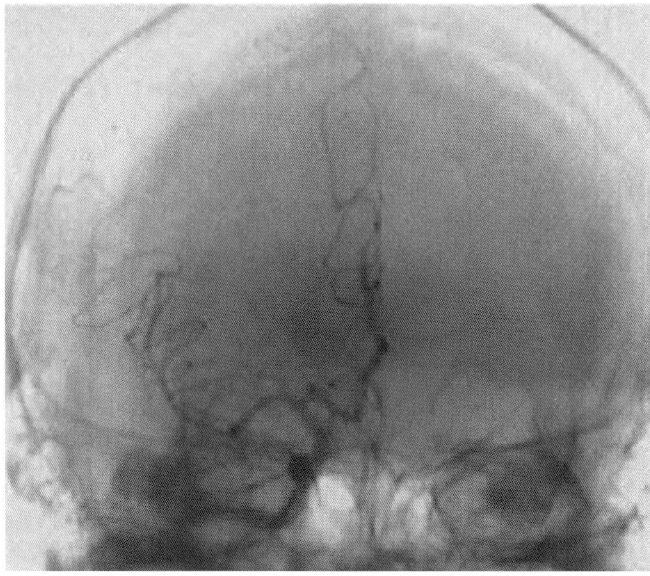

图 10-2　取栓术后全脑动脉造影。数字减影血管造影（DSA）表明右侧大脑中动脉完全再通（mTICI 分级 3 级）

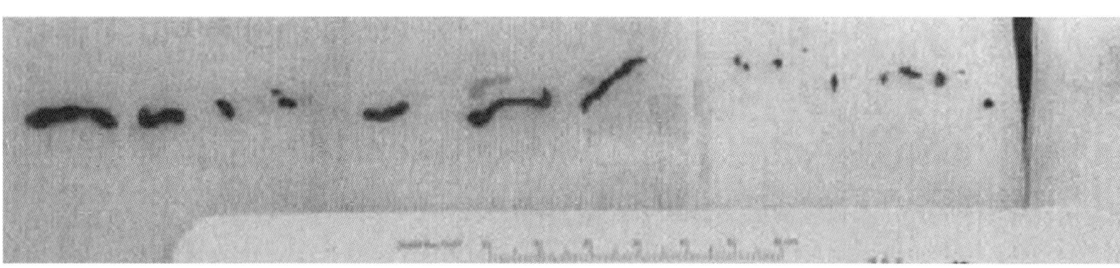

图 10-3　术中所取血栓。血管内治疗术中自右侧颈内动脉回收大量血栓，头端（右侧）呈白色血栓，尾端（左侧）为红色血栓

予替罗非班［0.1 μg/（kg · min）微量泵泵入］，术后 24 h 复查 CT 未见出血，CTA 示右侧颈内动脉颅内段再次闭塞（图 10-5），将替罗非班改为那屈肝素钙抗凝，并给予他汀类药物、利尿剂、改善心室重构治疗。

患者术后出现低热，体温波动于 37.3 ～ 37.8℃。白细胞 12.07×10^9/L、中性粒细胞 77.1%，C 反应蛋白 36.6 mg/L，红细胞沉降率 5 mm/h，降钙素原 0.14 ng/ml，予哌拉西林舒巴坦抗感染。入院 5 天后体温升高至 38.0 ～ 39.2℃，伴腹泻，查大便难辨梭菌毒素阳性，停用哌拉西林舒巴坦，加用甲硝唑。入院第 10 天突发意识障碍加重，血压 95/49 mmHg，体温 39.9℃，急查血清肌酐为 239.7 μmol/L（估算肾小球滤过率 32.42 ml/min），立即予补液后意识改善。予亚胺培南西司他丁、万古霉素，间断微量泵泵入去甲肾上腺素，适当补液，暂停利尿剂、他汀类药物。患者住院期间 4 次留取血培养均阴性，右颈内动脉血栓病理回报“多量中性粒细胞浸润，另见灶状及片状嗜碱性物质沉积”（图 10-6），革兰氏染色示革兰氏阳性球菌（图 10-7）。将万古霉素升级为利奈唑胺，患者体温、血清肌酐逐渐降至正常范围，转入外院启动康复治疗。

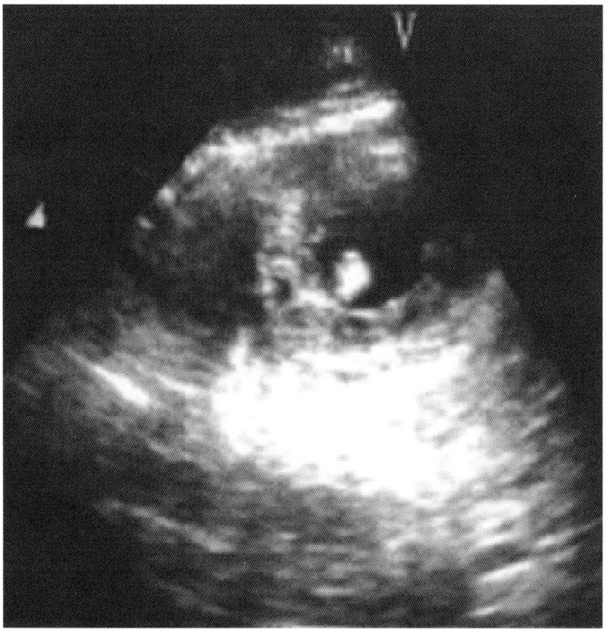

图 10-4　患者术后超声心动图。左心室心尖部高回声，考虑附壁血栓形成

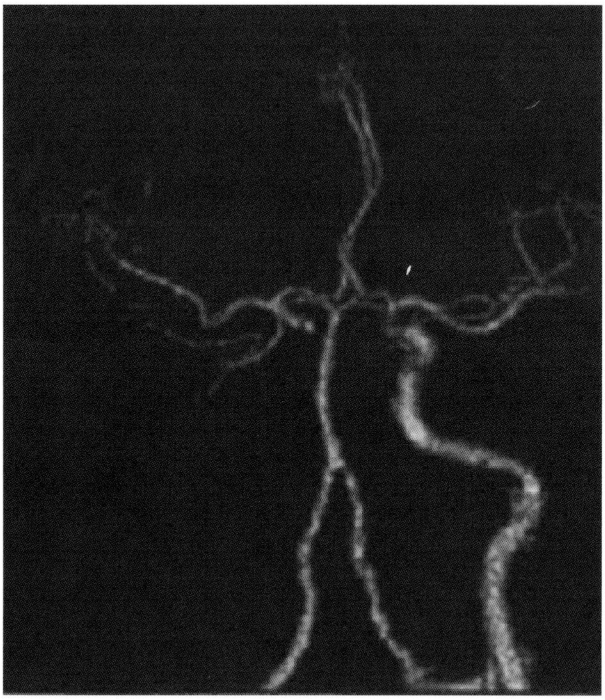

图 10-5　患者术后 24 h 螺旋 CT。螺旋 CT 提示右侧颈内动脉颅内段再次闭塞，前交通动脉、右后交通动脉开放，右侧大脑中动脉分支稀疏

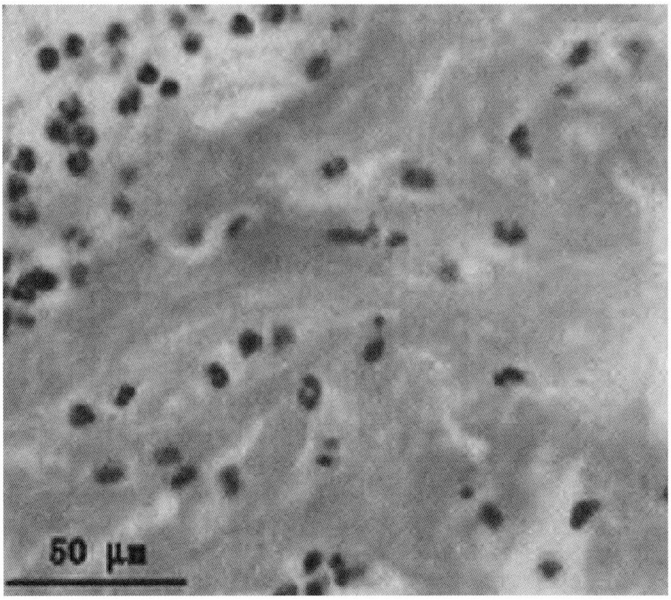

图 10-6（见书后彩图）　术中所取血栓的病理检查。镜下为混合血栓，HE 染色示纤维蛋白沉积及红细胞聚集，多量中性粒细胞浸润

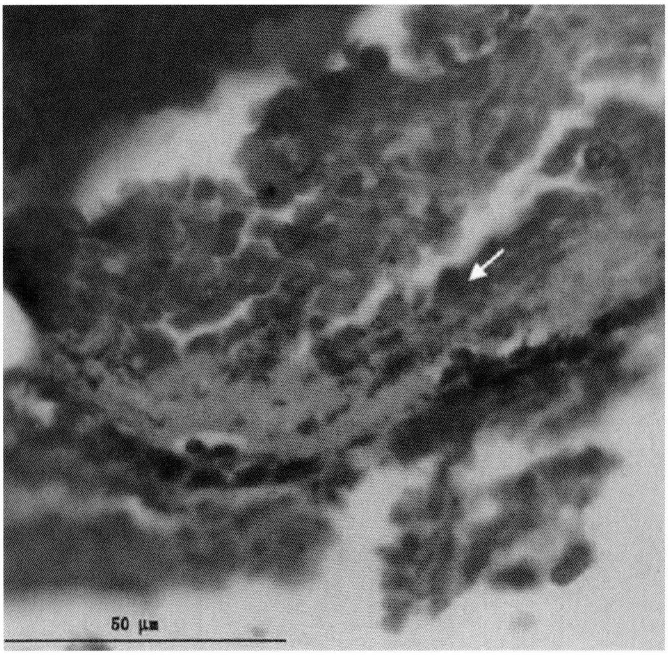

图 10-7（见书后彩图）　血栓革兰氏染色。革兰氏染色示蓝紫色球菌菌落呈灶状及片状分布（白色箭头）

【讨论】

感染性心内膜炎（infectious endocarditis，IE）是临床常见的循环系统感染性疾病之一，其病情复杂，进展迅速，院内病死率高，若未能进行及时有效的治疗及控制，将会严重危及患者生命。近年来，随着我国人口老龄化、抗生素及免疫抑制剂的普遍应用，以及人工

瓣膜置换术、经血管介入诊治技术的广泛开展，感染性心内膜炎的发病率逐渐升高，其临床和病原学特征也有所变化。

1. 感染性心内膜炎诊断标准

Duke 诊断标准是近年来被广泛接受的感染性心内膜炎诊断标准，确诊需要同时满足其病理学和临床诊断标准。

临床诊断感染性心内膜炎（IE）需符合以下 3 种情况之一：① 2 条主要标准；② 1 条主要标准和 3 条次要标准；③ 5 条次要标准。

在排除急性风湿热、左心房黏液瘤、系统性红斑狼疮、急性肾小球肾炎等疾病后，可考虑感染性心内膜炎的诊断。

可疑诊断：1 条主要标准＋ 1 条次要标准，或 3 条次要标准。

（1）主要标准

1）血培养阳性

- 在 2 次分开的血培养中均分离出相同可致 IE 的典型细菌，如草绿色链球菌、牛链球菌、HACEK 族细菌或缺乏明显病灶情况下培养出金黄色葡萄球菌或肠球菌。
- 持续的血培养阳性，在下述情况下找到病原菌：多次血培养阳性，且 2 次血样抽取时间相隔 12 h 以上；3 次血培养均为阳性，或 4 次或 4 次以上血培养中大多数结果为阳性，首次与最后一次抽取时间相隔≥ 1 h。

2）心内膜受累依据（指超声心动图阳性发现）

- 在瓣膜、辅助结构上、反流血液冲击部位或在植入的材料上发现活动的团块，而缺乏其他的解剖学解释；
- 心内脓肿；
- 部分人工瓣膜出现裂开或新出现的瓣膜反流（以往出现的心脏杂音强度改变或加重）。

（2）次要标准

1）基础心脏疾病和易感人群：存在发生 IE 的基础心脏疾病或静脉滥用药物者；

2）发热：体温＞ 38℃；

3）血管征象：大动脉栓塞、脓毒性肺栓塞、真菌性动脉瘤、颅内出血、结膜出血、Janeway 结节；

4）免疫学现象：肾小球肾炎、Osler 结节、Roth 斑、类风湿因子阳性；

5）细菌学证据：血培养阳性（但不符合上述主要标准）或与 IE 一致的活动性细菌感染的血清学证据；

6）超声心动图：有 IE 的表现，但未达到上述主要标准。

（3）排除标准

1）临床表现不支持 IE 诊断；

2）经过抗生素治疗 4 天后，IE 症状消失；

3）经过抗生素治疗 4 天内，外科手术或活检标本未发现 IE 的病理学证据。

Duke 诊断标准在感染性心内膜炎领域已经得到验证，敏感度大于 80%，对于有无法解释的急性发热患者，敏感度几乎为 100%。改良 Duke 标准给出了 IE 的主要和次要诊断标准。然而，该标准在疑似人工瓣膜 IE、右心心内膜炎、心脏设备感染中的准确度可能较低，并且该标准尚未在急性卒中患者人群中进行特异性评估。因此，在卒中患者中，IE 的诊断不应完全基于这一标准。

2015 年，欧洲心脏病学会（European Society of Cardiology，ESC）提出了新的 IE 诊断及治疗指南，其中对 IE 的诊断标准做出调整，以期早期诊断，并对 IE 进行进一步的分型（表 10-1）。

2. 感染性心内膜炎引发脑栓塞的机制及危险因素

正常的瓣膜内皮对进入血液循环中的致病微生物有抵抗能力，可通过机体防御机制清除致病微生物。然而，心血管器质性病变导致的血流紊乱、电极或心内植入装置、炎症等因素均可诱导内皮损伤，内层胶原暴露，血小板、红细胞、白细胞和纤维蛋白聚集，从而为病原微生物的侵入创造条件。反复发生的菌血症可使病原体在损伤部位黏附，而与上述各种成分一起形成赘生物。

赘生物破裂时，碎片脱落导致栓塞，细菌释放入血产生菌血症和播散性病灶。栓塞事件是 IE 最常见和最严重的并发症之一，发生率为 22% ～ 50%。栓塞可发生于所有动脉，包括大脑动脉、冠状动脉、肺部动脉、脾动脉、小肠动脉及远端肢体的动脉。当整个赘生物或碎片脱落至大脑循环，阻塞局部脑血管，则形成脑栓塞，超过 90% 的颅内栓塞性事件位于大脑中动脉区域。IE 合并脑栓塞时，绝大多数赘生物位于左心系统。但当存在心内分流（如卵圆孔未闭、房间隔缺损、室间隔缺损、功能单心室、其他复杂先天性心脏病）时，三尖瓣或肺动脉瓣等右心系统的赘生物也可脱落至左心系统，从而引发脑栓塞，称之为反常

表 10-1　感染性心内膜炎诊断标准

主要标准	**血培养阳性**	a. 在 2 次分开的血培养中均分离出相同可致 IE 的典型细菌：草绿色链球菌、牛链球菌、HACEK 族细菌或社区获得性肠球菌 b. 与 IE 相关的微生物持续血培养阳性： • 间隔＞ 12 h 抽取的血样中，≥ 2 次血培养阳性 • 3 次血培养均为阳性或 4 次及 4 次以上血培养中大多数为阳性（第一次和最后一次样本抽取时间相隔≥ 1 h） c. 单次 Burnetii 立克次体血培养阳性或 Ⅰ 期 IgG 抗体滴度＞ 1：800
	影像检查阳性	a. 超声心动图： • 赘生物 • 脓肿、假性动脉瘤 • 瓣膜穿孔或动脉瘤 • 新发的人工瓣膜局部破损 b. ^{18}F-FDG PET/CT（仅当人工瓣膜植入时间＞ 3 个月）或放射标记白细胞 SPECT/CT 检测出人工瓣膜植入部位周围组织的异常活动 c. 心脏 CT 发现明确的瓣周病变
次要标准	**易感因素**：易感性心脏疾病或毒品注射 **发热**：体温＞ 38℃ **血管征象**（包括仅通过影像学检测到的）：大动脉栓塞、脓毒性肺梗死、感染性（真菌性）动脉瘤、颅内出血、结膜出血和 Janeway 结节 **免疫学征象**：肾小球肾炎、Osler 结节、Roth 斑、类风湿因子阳性 **微生物证据**：血液培养呈阳性（但不符合上述主要标准），或与 IE 一致的活动性感染血清学证据	

栓塞，其发生率约为 18%，在儿童患者中更为多见。

尽管 IE 患者栓塞的风险很高，但开始抗生素治疗后栓塞复发的风险似乎降低。大约 70% 的脑栓塞事件发生在 IE 确诊的最初 15 天内，且通常发生在开始抗生素治疗之前。抗生素治疗后，脑栓塞的风险迅速降低。最近一项欧洲多中心研究（包括系统性脑 CT 扫描）显示，住院 IE 患者在开始抗生素治疗前急性缺血性卒中（acute ischemic stroke，AIS）的发病率高达 13%，但在抗生素治疗开始后，AIS 发生率下降至 4%。

对于卒中患者而言，如果怀疑 IE，应立即对卒中患者进行超声心动图检查，迅速的诊断可以挽救患者的生命。超声心动图特征可能有助于鉴别高栓塞风险的患者。赘生物存在于二尖瓣部位时发生 AIS 的风险是其存在于主动脉部位时的 2 倍，当赘生物生长在二尖瓣前叶时，栓塞风险最大。

经食管超声心动图对诊断更为敏感。一项包括 384 名患者的基于经食管超声心动图的研究证明，在给予抗生素治疗的前提下，赘生物的大小（$>$ 10 mm）及其活动性是栓塞复发的独立预测因素，赘生物长度超过 10 mm 是栓塞事件的预测因素，而超过 15 mm 则预测更高的死亡率。在考虑早期手术以避免栓塞时，必须考虑到赘生物的大小和活动性，以及细菌学因素和其他手术适应证。如果脑栓塞出现在优势半球，病灶面积不大且无出血改变，可在紧急情况下进行瓣膜手术。

一些细菌如金黄色葡萄球菌、牛链球菌、HACEK 族细菌或真菌性 IE 与栓塞的风险增加相关。金黄色葡萄球菌 IE 患者发生神经系统并发症的风险可能更高，并且可伴有多个瓣膜受累。

一些研究提示，抗磷脂抗体（APA）的存在是 IE 引发脑栓塞的主要危险因素。在一项针对 91 例 IE 患者的研究中，14.3% 的患者显示 APA 水平升高。APA 水平升高的患者发生栓塞事件的频率高于 APA 水平正常的患者（61.5% *vs.* 23.1%；$P = 0.008$）。APA 水平升高的患者凝血酶原片段（凝血酶生成标志物）、纤溶酶原激活物抑制剂（反映纤溶功能受损）和血管性假血友病因子（内皮细胞损伤标志物）均高于 APA 水平正常患者。因此，APA 可能通过干扰内皮细胞活化和凝血途径而触发栓塞发生。

3. 感染性心内膜炎引发脑栓塞的诊断

感染性心内膜炎（IE）的临床表现复杂多样，可能是急性和快速进展性病程，也可能是长期慢性的非特异性病程。IE 伴发热和充血性心力衰竭等急性表现比隐匿的亚急性表现更容易被识别。当临床医生面对任何无法用常见病因解释的卒中患者时，要特别询问既往的系统性前驱症状。这些症状通常是非特异性的，其中最常见的是发热、寒战和四肢厥冷僵硬，还包括体重减轻、食欲减退、盗汗、头痛、全身不适、咳嗽、肌痛和关节痛等。任何有发热（尤其是菌血症）、心脏危险因素［既往感染性心内膜炎、瓣膜性心脏病（包括先天性心脏病或人工瓣膜）］或非心脏危险因素（静脉注射药物）、免疫抑制状态或近期行口腔科或外科手术的不明原因卒中患者，均应怀疑 IE。不明原因的有临床症状或是无症状的缺血和出血性脑损伤（尤其是多发性脑损伤），也应考虑 IE 的可能。大约 60% 的 IE 患者行磁敏感加权成像（SWI）时，可发现脑内微出血灶，如果病灶数量众多（尤其是年轻患者），则可能是一个有价值的 IE 诊断线索。

IE 的诊断没有单一的标准，而是要综合考虑患者的病史、查体和相关辅助检查结果。心脏听诊检查、感染性心内膜炎外周表现、体温测量和炎性标志物检查也是评估急性脑卒中病因的重要环节。血液培养和超声心动图尤其重要。

感染性心内膜炎的特殊症状包括 Janeway 结节（手、脚掌无痛性出血性结节）、Osler 结节（手指、脚趾、大鱼际或小鱼际痛性结节）和 Roth 斑（视网膜水肿、出血，病变中心苍白）。Janeway 结节被认为是栓塞现象，而 Osler 结节和 Roth 斑被认为与免疫性炎症相关，这些经典的外周改变具有很好的特异性，但临床相对罕见。尽管感染性心内膜炎的症状中几乎总是有发热（在一项大型研究中，95% 以上患者发热超过 38℃），在急性卒中患者，发热通常继发于并发症，如肺炎、尿路感染或脓毒症；因此，单独发热并不能仅仅提示感染性心内膜炎的可能。

感染性心内膜炎的血液炎性标志物敏感性较高，而特异性不足，部分原因是感染常使急性卒中的病程复杂化，典型表现包括红细胞沉降率（erythrocyte sedimentation rate，ESR）升高或血清 C 反应蛋白升高。由于 IE 是少数引起 ESR 高度升高的疾病之一，因此在没有其他原因的情况下，AIS 患者 ESR 大于 100 mm/h 时，应考虑 IE 的可能性。大约 5% 的 IE 患者类风湿因子阳性，其他免疫系统表现包括高球蛋白血症、冷球蛋白血症、循环免疫复合物、低补体水平等。轻度的血尿和蛋白尿、尿液中的红细胞管型，提示肾小球肾炎，这一发现是 IE 的次要诊断标准。

心电图可鉴别新发或进展中的心脏传导阻滞。脑 MRI 扫描有助于心内膜炎所致脑卒中的诊断，可显示有症状的缺血或出血性病变，亦可发现无症状性颅内病变。

对于合并 AIS 的 IE 患者进行血培养十分重要，血培养的结果将直接指导临床医师调整治疗方案。在开始使用抗生素之前，至少应从不同的静脉穿刺部位采集三组血液进行培养，这可能将病原菌的检出率提高到 96% ～ 98%。首次血培养的阳性率最高，链球菌性 IE 的阳性率可达 96%，由其他微生物引起的 IE 阳性率接近 82%。对于培养阴性的患者，临床医生应考虑相对少见的病原菌，并进行血清学检测以助诊断。如果根据患者的临床表现考虑存在 HACEK 族细菌（典型的革兰氏阴性杆菌，如嗜血杆菌属、放线菌群、人型心肌杆菌等）感染的可能性，应进行特殊的实验室培养。

4. 感染性心内膜炎相关卒中的治疗

感染性心内膜炎的综合治疗需要由多学科团队来进行，对于合并 AIS 的 IE 患者，这一团队需要包括神经科和神经外科医生、心脏科和心胸外科医生、神经放射科医生、麻醉师、微生物学和传染病学专家等。

（1）抗生素治疗：治疗感染性心内膜炎的首选药物是抗生素，积极的抗感染治疗可以有效降低卒中的风险。对于天然和人工瓣膜合并的 IE，推荐的抗生素治疗方案通常包括联合静脉治疗（例如，阿莫西林和庆大霉素）。但具体的抗生素治疗方案要依据患者的具体情况而定。

感染性心内膜炎的病原菌逐渐呈现对多种抗生素耐药的趋势。草绿色链球菌对红霉素和克林霉素的耐药率较高，而自 2014 年逐渐出现草绿色链球菌对头孢噻肟和头孢曲松耐药的报道，考虑与近年头孢类抗生素的广泛使用有关。金黄色葡萄球菌普遍对青霉素、苯唑西林、红霉素、克林霉素等耐药，对青霉素和苯唑西林的耐药率甚至可达 100%。革兰氏阴性菌主要对头孢类抗生素耐药，分析原因也与近年来头孢类抗生素的大量滥用有关。草绿色链球菌对青霉素几乎不耐药，因此青霉素常作为草绿色链球菌性 IE 的首选抗菌药。有研究显示，草绿色链球菌和葡萄球菌对万古霉素都较为敏感，临床上亦可以考虑使用万古霉素作为治疗重症感染性心内膜炎的主要抗生素。因此，确定感染性心内膜炎的病原菌，从而选择合适的抗生素在治疗 IE 时尤为关键。

（2）手术治疗：40% ～ 50% 的 IE 患者需要进行心脏瓣膜手术，手术适应证主要有以下三个：①瓣膜功能障碍引起的心力衰竭；②难以控制的感染；③预防栓塞。外科手术的目的是根除感染，使心脏解剖结构正常化。心脏手术通常需要抗凝，因此需要特别小心，以将颅内出血的风险降低到一个可以接受的水平。目前尚无关于手术最佳时机和方法的相关证据。在临床实践中，由于担心手术、麻醉和体外循环的风险，传统上医生会将手术延迟到患者神经系统症状已稳定时进行，这一过程通常不少于 2 周。然而最近的数据表明，对于感染性心内膜炎患者，早期手术可能是安全的。因此，目前的相关指南推荐，对于没有严重意识状态下降或颅内出血的患者，应当早期（即＜ 14 天）进行手术治疗。一项关于早期手术与标准手术时间的随机研究发现，早期手术组因任何原因（包括栓塞事件或感染性心内膜炎复发）在 6 个月时的死亡率为 3%，而常规治疗组为 28%。

（3）溶栓治疗：在症状发作后 4.5 h 内进行静脉溶栓，是缺血性脑卒中患者的标准治疗。在静脉溶栓的短暂时间窗内识别出 IE 颇具挑战性，并且对于 IE 所致急性缺血性脑卒中的患者而言，静脉溶栓带来的风险可能大于获益，这些患者更可能出现梗死灶的出血性转化、动脉瘤破裂以及动脉炎相关血管的破裂，一些观察性研究也显示此类患者溶栓后颅内出血的风险可能高于其他患者。

然而，由于 IE 所致缺血性脑卒中的相关数据较少，目前尚无随机对照试验证实静脉溶栓的利弊，医生必须基于临床观察做出明智的判断。在这里，建议尽量避免对 IE 所致缺血性脑卒中患者进行静脉溶栓。

可行的替代治疗包括血管内治疗（血栓切除术），这种操作已经在大血管闭塞患者中证实有效，对于 IE 患者也是一个颇具吸引力的选择，不过目前同样没有足够的临床试验或观察性研究对此进行评估。此外，IE 患者进行血栓切除术可能面临一定的手术风险，且并非所有卒中中心都有常规提供此种治疗的能力。

（4）抗栓治疗：抗凝和抗血小板治疗在 IE 中也具有潜在危险。如前所述，IE 患者常常出现脑微出血，即使没有接受抗凝治疗，患者同样可能出现颅内出血。颅内出血尤其常见于金黄色葡萄球菌感染，在考虑抗栓治疗决策时，需要注意这一点。对 IE 患者使用抗凝和抗血小板治疗的数据极其有限，因此，临床医生面临着平衡血栓栓塞风险和颅内出血风险的治疗困境。

一般来说，没有证据支持对 IE 所致缺血性脑卒中患者使用抗凝或抗血小板药物，除非有其他令人信服的使用指征，否则应避免在急性期使用抗凝或抗血小板药物。心内血栓、心房颤动或静脉血栓栓塞可能是早期抗凝的适应证。对于人工瓣膜心内膜炎患者，应当基于患者的个体情况综合决定。

对于具有强烈抗凝指征的患者，合理的做法是延迟 2 周开始抗凝。对于具有颅内出血风险的 IE 患者，当务之急是评估瓣膜功能和寻找细菌性动脉瘤，后者更适于介入治疗，而非早期抗凝。

（5）颅内出血的治疗：大约 5% 的 IE 患者会出现颅内出血，可能由于梗死灶的出血性转化、血管壁破裂或细菌性动脉瘤破裂等原因导致，金黄色葡萄球菌血症的患者在入院 48 h 后更可能出现颅内出血。细菌性动脉瘤最常见的发生部位为大脑中动脉，动脉瘤破裂患者的死亡率高达 80%。破裂动脉瘤发生再出血的风险同样很高，因此应当考虑手术治疗。事实上，有手术治疗机会的患者并不多，一项研究纳入了 179 名 IE 相关脑出血患者，只有 2.2% 的患者可以接受手术治疗。

【诊疗体会】

对于明确的 IE 合并脑梗死患者，因出血转化风险较高，在急性期不主张静脉溶栓，是否适合机械取栓尚无公认意见。本例患者在脑梗死超急性期未发现提示 IE 的证据，接受静脉溶栓后未出现脑梗死出血性转化。就诊于我院时距发病已超过 6 h，NIHSS 评分 12 分而 MRI 显示梗死体积仅约 8 ml，满足 DAWN 试验设置的临床-影像不匹配标准，故行机械取栓术，但是在术后 24 h 内责任血管再次闭塞，未达到治疗目的。Ambrosioni 等报道了 6 例 IE 继发急性缺血性卒中患者接受机械取栓术治疗，其中 5 例术后血流达到 mTICI 2B ～ 3 级，6 例患者均未出现出血型转化，但是 3 例在 3 个月内因非神经系统疾病死亡，提示这些患者接受机械取栓术相对安全，但是常因非神经系统合并症而导致总体预后不佳。

机械取栓术所回收血栓的组织学特征有助于明确脑梗死病因。本例提示对于既往有充血性心力衰竭、心脏瓣膜病史的缺血性卒中患者，回收血栓的病理检查有助于明确卒中病因和 IE 的早期识别，对于患者后续治疗有着重要意义。

参考文献

[1] Cresti A，Chiavarelli M，Scalese M，et al. Epidemiological and mortality trends in infective endocarditis，a 17-year population-based prospective study. Cardiovasc Diagn Ther，2017，7：27-35.

[2] Cahill TJ，Baddour LM，Habib G，et al. Challenges in infective endocarditis. J Am Coll Cardiol，2017，69：325-344.

[3] García-Cabrera E，Fernández-Hidalgo N，Almirante B，et al. Neurological complications of infective endocarditis：risk factors，outcome，and impact of cardiac surgery：a multicenter observational study. Circulation，2013，127：2272-2284.

[4] Heiro M，Helenius H，Hurme S，et al. Long-term outcome of infective endocarditis：a study on patients surviving over one year after the initial episode treated in a Finnish teaching hospital during 25 years. BMC Infect Dis，2008，8：49.

[5] Thuny F，Avierinos J-F，Tribouilloy C，et al. Impact of cerebrovascular complications on mortality and neurologic outcome during infective endocarditis：a prospective multicentre study. Eur Heart J，2007，28：1155-1161.

[6] Thuny F，Di Salvo G，Disalvo G，et al. Risk of embolism and death in infective endocarditis：prognostic value of echocardiography：a prospective multicenter study. Circulation，2005，112：69-75.

[7] Iung B，Tubiana S，Klein I，et al. Determinants of cerebral lesions in endocarditis on systematic cerebral magnetic resonance imaging：a prospective study. Stroke，2013，44：3056-3062.

[8] Rizzi M，Ravasio V，Carobbio A，et al. Predicting the occurrence of embolic events：an analysis of 1456 episodes of infective endocarditis from the Italian Study on Endocarditis（SEI）. BMC Infect Dis，2014，14：230.

[9] Habib G，Lancellotti P，Antunes MJ，et al. 2015 ESC guidelines for the management of infective endocarditis. Kardiol Pol，2015，73（11）：963-1027.

[10] Baddour LM，Wilson WR，Bayer AS，et al. Infective endocarditis in adults：diagnosis，antimicrobial therapy，and management of complications：a scientific statement for healthcare professionals from the

American Heart Association. Circulation，2015，132：1435-1486.
[11] Merkler AE，Chu SY，Lerario MP，et al. Temporal relationship between infective endocarditis and stroke. Neurology，2015，85：512-516.
[12] Shih C-J，Chu H，Chao P-W，et al. Long-term clinical outcome of major adverse cardiac events in survivors of infective endocarditis：a nationwide population-based study. Circulation，2014，130：1684-1691.
[13] Estabrak Jiad，Sumanjit K Gill，Maria Krutikov，et al. When the heart rules the head：ischaemic stroke and intracerebral haemorrhage complicating infective endocarditis. Pract Neurol，2017，17：28-34.
[14] Snygg-Martin U，Gustafsson L，Rosengren L，et al. Cerebrovascular complications in patients with left-sided infective endocarditis are common：a prospective study using magnetic resonance imaging and neurochemical brain damage markers. Clin Infect Dis，2008，47：23-30.
[15] Hernandez-Perez M，Perez de la Ossa N，Aleu A，et al. Natural history of acute stroke due to occlusion of the middle cerebral artery and intracranial internal carotid artery. J Neuroimaging，2014，24：354-358.
[16] Lima FO，Furie KL，Silva GS，et al. Prognosis of untreated strokes due to anterior circulation proximal intracranial arterial occlusions detected by use of computed tomography angiography. JAMA Neurol，2014，71：151-157.
[17] Janardhan V，Venizelos A，Gianatasio RM，et al. Natural history of acute stroke from large vessel proximal occlusion：a comparison with the IMS III patients. Stroke，2014，45（Suppl 1）：AWMP8.
[18] Albers GW，Lansberg MG，Kemp S，et al. A multicenter randomized controlled trial of endovascular therapy following imaging evaluation for ischemic stroke（DEFUSE 3）. Int J Stroke，2017，12：896-905.
[19] Mishra NK，Christensen S，Wouters A，et al. Reperfusion of very low cerebral blood volume lesion predicts parenchymal hematoma after endovascular therapy. Stroke，2015，46：1245-1249.
[20] Monteleone PP，Shrestha NK，Jacob J，et al. Clinical utility of cerebral angiography in the preoperative assessment of endocarditis. Vasc Med，2014，19：500-506.
[21] Hui FK，Bain M，Obuchowski NA，et al. Mycotic aneurysm detection rates with cerebral angiography in patients with infective endocarditis. J Neurointerv Surg，2015，7（6）：449-452.
[22] Barsic B，Dickerman S，Krajinovic V，et al. Influence of the timing of cardiac surgery on the outcome of patients with infective endocarditis and stroke. Clin Infect Dis，2012，56：209-217.
[23] Sorabella RA，Han SM，Grbic M，et al. Early operation for endocarditis complicated by preoperative cerebral emboli is not associated with worsened outcomes. Ann Thorac Surg，2015，100：501-508.
[24] Yoshioka D，Sakaguchi T，Yamauchi T，et al. Impact of early surgical treatment on postoperative neurologic outcome for active infective endocarditis complicated by cerebral infarction. Ann Thorac Surg，2012，94：489-495.
[25] Hubert S，Thuny F，Esseguier N，et al. Prediction of symptomatic embolism in infective endocarditis：construction and validation of a risk calculator in a multicenter cohort. J Am Coll Cardiol，2013，62：1384-1392.
[26] Sonneville R，Mirabel M，Hajage D，et al. Neurologic complications and outcomes of infective endocarditis in critically ill patients：the ENDOcardite en REAnimation prospective multicenter study. Crit Care Med，2011，9：1474-1481.

彩　图

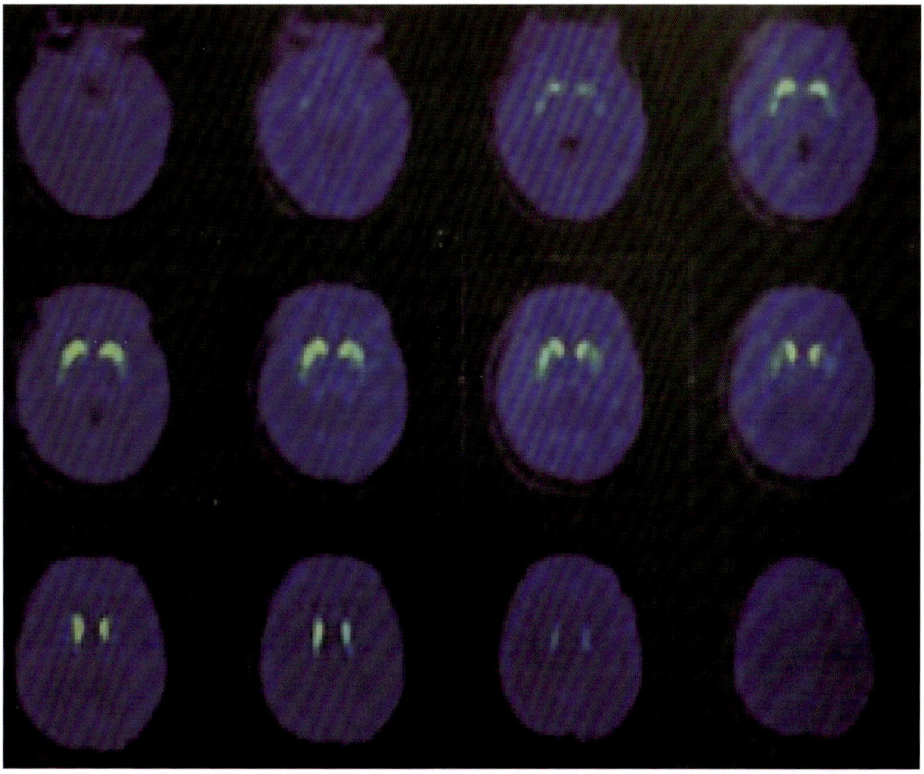

彩图 1-1

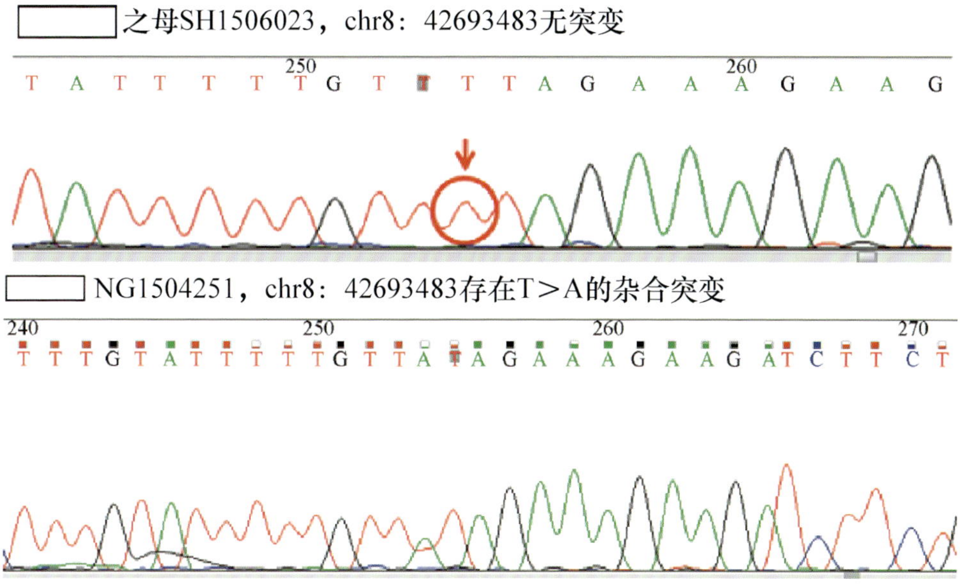

之母SH1506023，chr8：42693483无突变
NG1504251，chr8：42693483存在T＞A的杂合突变

彩图 1-2

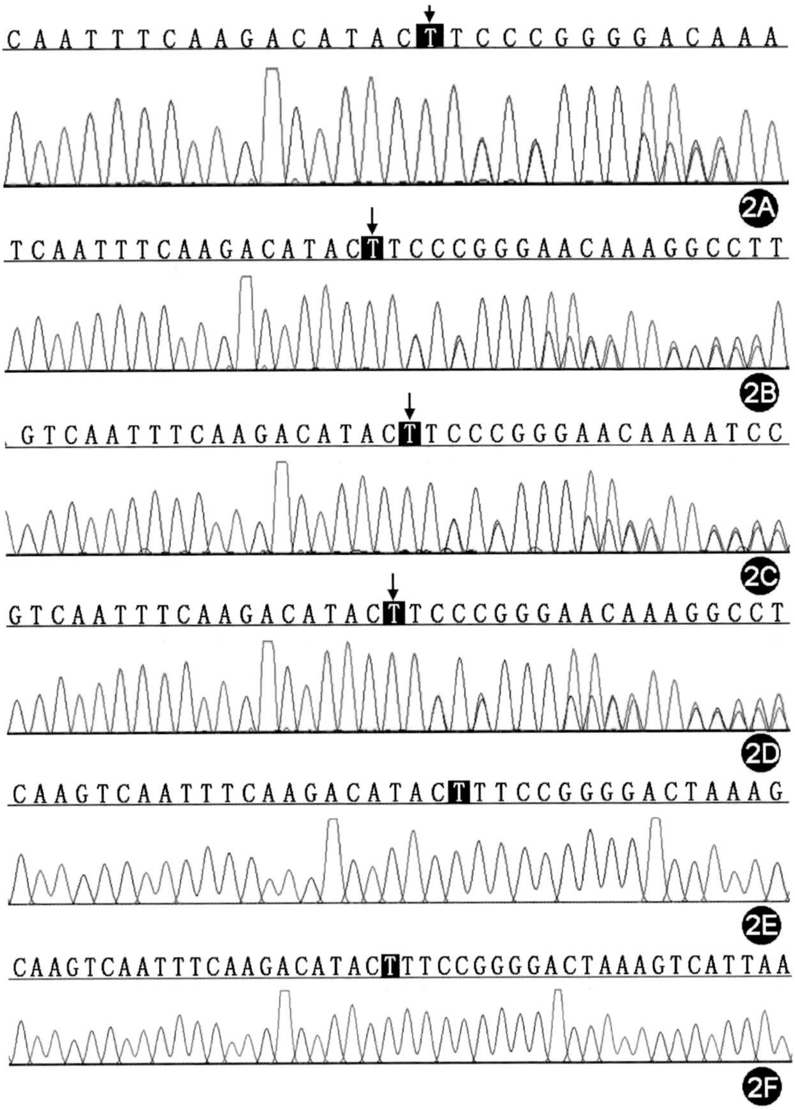
CAATTTCAAGACATACTTCCCGGGGACAAA
2A
TCAATTTCAAGACATACTTCCCGGGAACAAAGGCCTT
2B
GTCAATTTCAAGACATACTTCCCGGGAACAAAATCC
2C
GTCAATTTCAAGACATACTTCCCGGGAACAAAGGCCT
2D
CAAGTCAATTTCAAGACATACTTTCCGGGGACTAAAG
2E
CAAGTCAATTTCAAGACATACTTTCCGGGGACTAAAGTCATTAA
2F

彩图 2-2

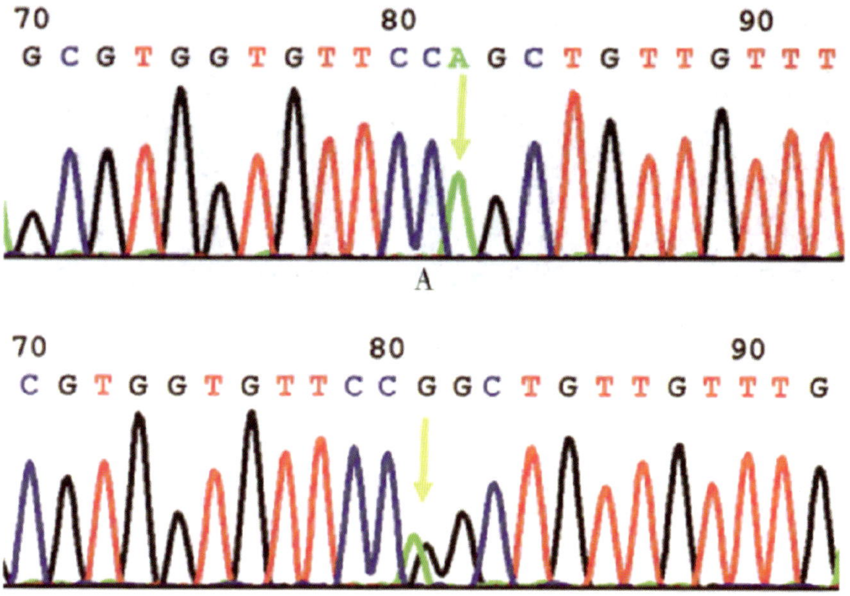
70
80
90
G C G T G G T G T T C C A G C T G T T G T T T
A
70
80
90
C G T G G T G T T C C G G C T G T T G T T T G

彩图 3-3

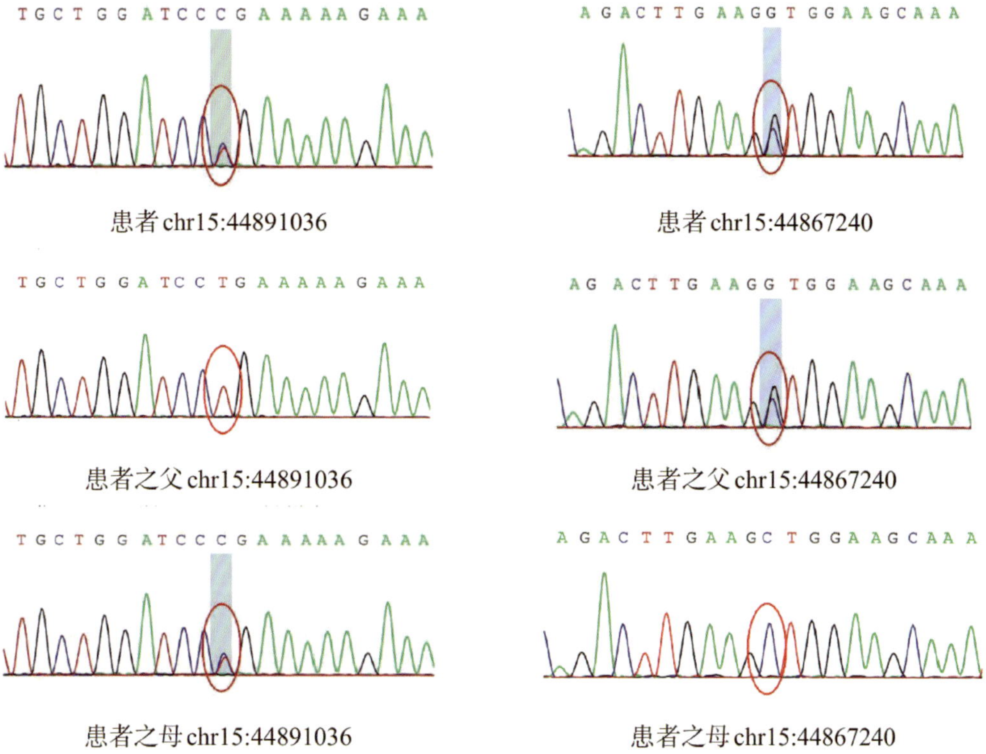
患者 chr15:44891036
患者 chr15:44867240
患者之父 chr15:44891036
患者之父 chr15:44867240
患者之母 chr15:44891036
患者之母 chr15:44867240

彩图 4-2

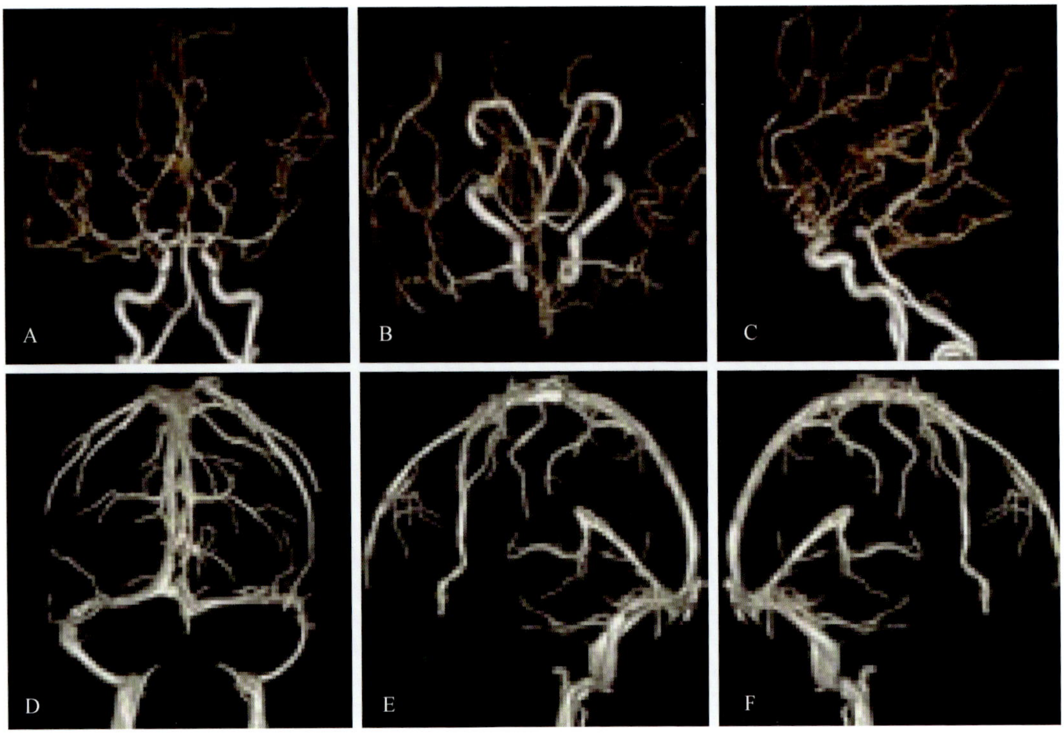

彩图 **5-2**

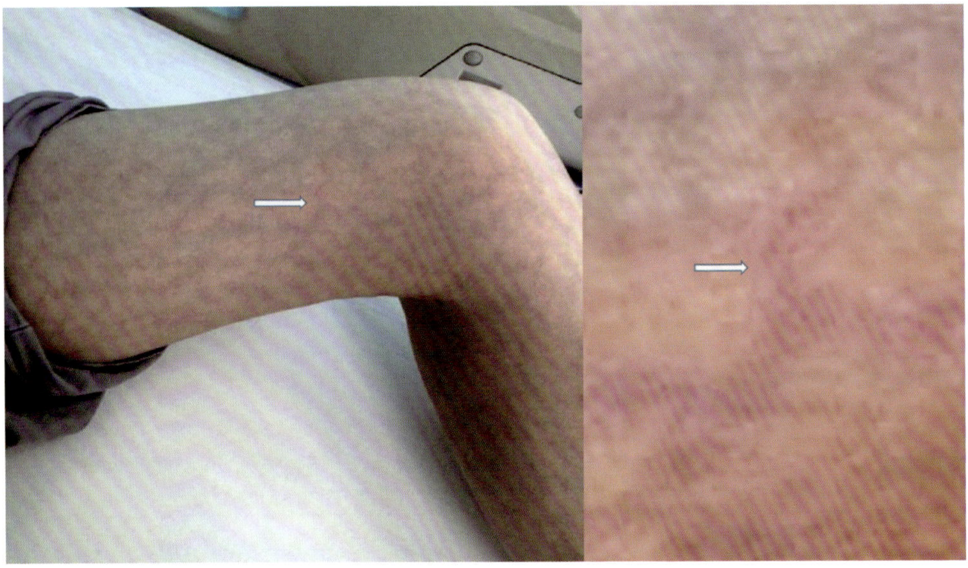

彩图 **7-1**

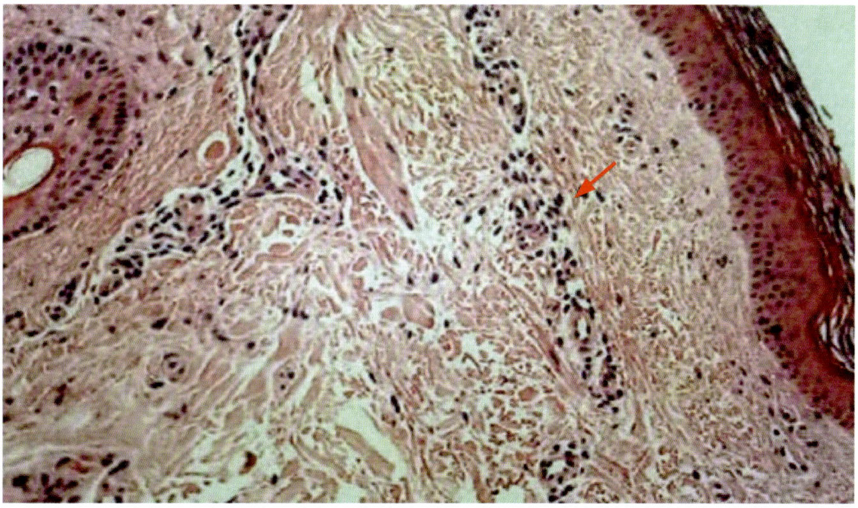

彩图 **7-3**

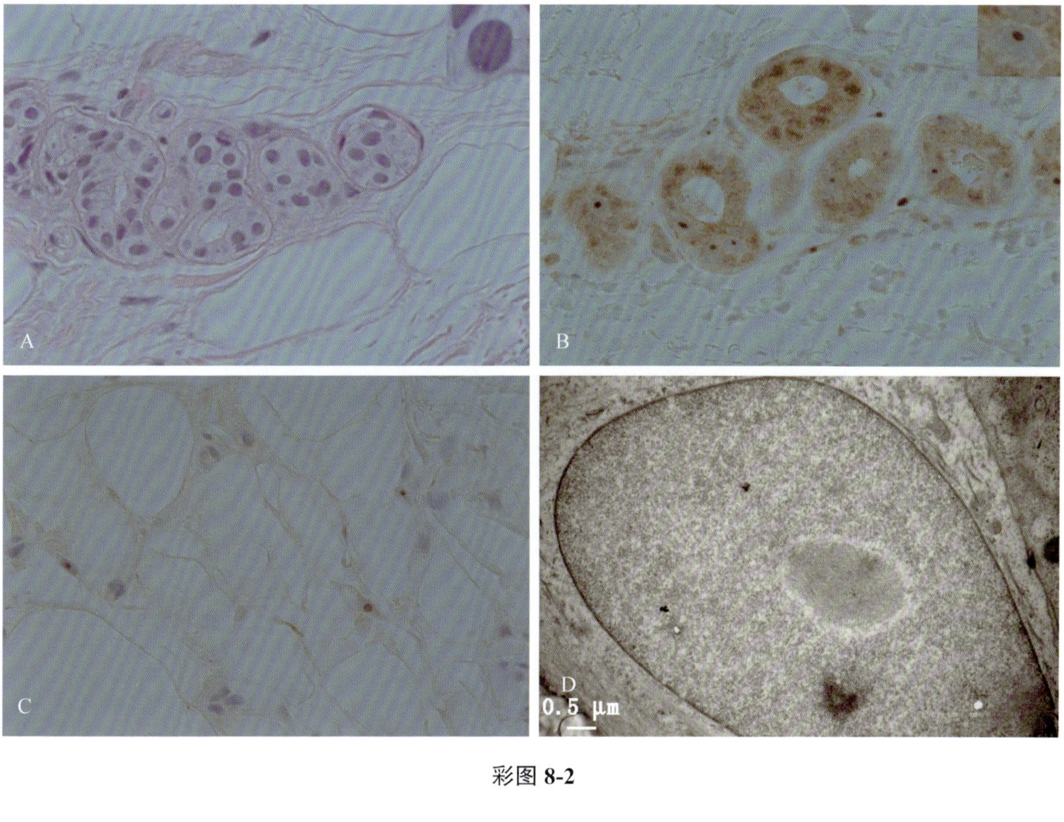

彩图 **8-2**

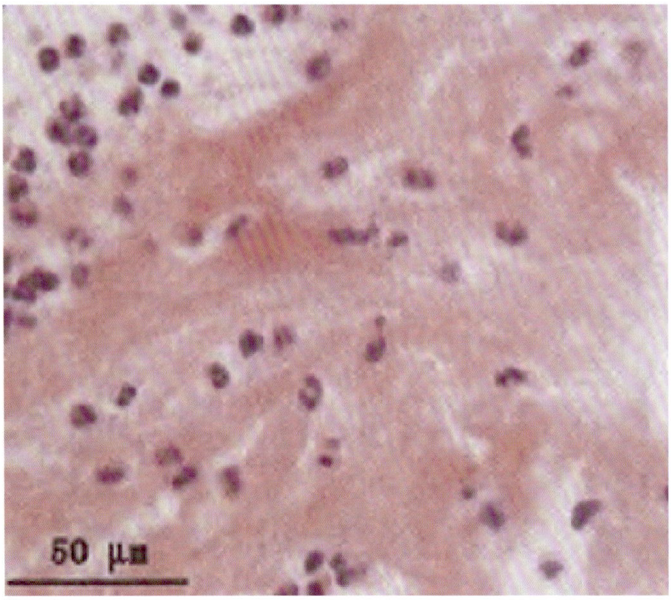

彩图 10-6

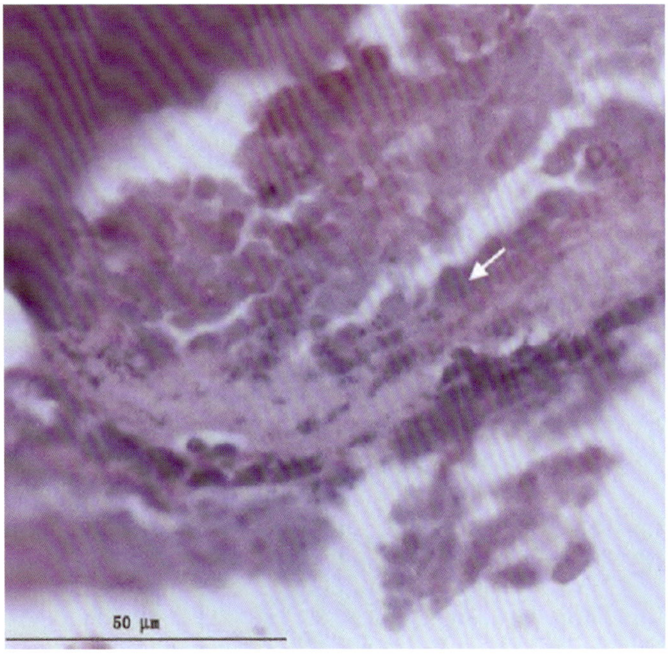

彩图 10-7